DU MÉDECIN, DE LA FOLIE ET DE LA SOCIÉTÉ.

SOMMAIRE.

I. — État de la science relativement à la folie. — Théories proposées depuis Hippocrate jusqu'à nos jours. — Résumé et conclusions. — On n'est pas plus avancé sur ce sujet qu'il y a deux mille ans. — État actuel de la médecine mentale. — Opinions contradictoires. — Pinel, Esquirol, Georget, Broussais. — MM. Lélut, Leuret, Calmeil, Ferrus, Foville, Falret, Voisin, Brierre de Boismont, etc. — Doctrines dangereuses. — Système métrique appliqué à la raison humaine. — Pythagore, Socrate, Platon, Diogène, Cratès... Numa, Mahomet, etc., Cardan, Luther, Jeanne d'Arc, Ignace de Loyola, Pascal, J.-J. Rousseau..., Moïse, les prophètes juifs, les anachorètes, presque tous les saints et saintes du calendrier, considérés comme fous, visionnaires ou hallucinés, par les médecins spécialistes. — Ni les philosophes ni les médecins ne savent ce que c'est que la folie. — Aveu formel d'ignorance. — Conclusions *singulières* tirées par un spécialiste moderne de l'incertitude et de la confusion des doctrines.

II. — Ressemblance entre les cellules des fous et les chambres de tourments du Moyen Age. — Dignité de la médecine compromise. — Pourquoi la science n'est pas encore fixée sur le chapitre si important des maladies mentales. — Question mal posée. — Qualités nécessaires au médecin. — Nécessité de se livrer à une nouvelle étude de l'homme et de la société. — Méthodes philosophiques. — Bacon, Leibnitz, etc. — Travail des Encyclopédistes jugé. — Les Spiritualistes, les Matérialistes, les Éclectiques. — Méthode Composée. — Aphorismes philosophiques.

III. — Analyse passionnelle de l'homme. — Théories à ce sujet. — Crichton, A. Smith, etc. — Ch. Fourier. — Légitimité dans un but de bonheur individuel et collectif de tous les penchants natifs de l'homme. — Nombre et nature de ces penchants. — Ordre hiérarchique de nos passions natives. — Effets divers engendrés par ces passions dans un milieu social donné. — Variétés infinies de lésions organiques, morales et intellectuelles provoquées par les influences fatales du milieu social sur chaque penchant natif. — Différence entre les passions et les vices. — Caractères humains. — Application : Alcibiade et Jules César, Néron et Henri IV, Frédéric et Napoléon, Voltaire, J.-J. Rousseau, Leibnitz, Fox, Racine, le maréchal Biron, Lord Byron, saint Vincent de Paule, Somnambules, Magnétisés, Sourciers, etc.

IV. — Traitement de la folie par les médecins anciens et modernes. — Hippocrate. — Aretée. — Cœlius Aurelianus. — Celse, Galien, etc. — Traitement physique, traitement moral. — Traitement de la folie à Charenton, à Bicêtre et à la Salpêtrière. — Pinel, Esquirol, Georget. — MM. Calmeil, Foville, Ferrus, Pariset, Falret et Voisin, Leuret, Brierre de Boismont. Médecins anglais, allemands, belges, italiens, etc.

V. — *Traitement Rationnel ou Composé.* — Critique méthodique des méthodes vulgaires. — Exposé corrélatif du traitement normal dérivant, pour chaque genre d'aliénation, des besoins *natifs* et *vrais* de la passion lésée, indépendamment de la médication particulière exigée par les organes altérés. — Emploi de la musique. — Le médecin doit être instituteur ou mieux éducateur. — Esquisse d'un établissement d'aliénés. — Conclusion.

Paris. — Rignoux, Imprimeur de la Faculté de Médecine, rue Monsieur-le-Prince, 29 *bis*.

DU

MÉDECIN,

DE LA

FOLIE ET DE LA SOCIÉTÉ,

PAR

J.-A. MALATIER,

Docteur en Médecine de la Faculté de Paris.

Il faut donc choisir entre les divers préceptes qui ont été formulés, et introduire la philosophie dans la médecine et la médecine dans la philosophie; car le médecin vraiment philosophe est comme un dieu sur la terre.

(HIPPOCRATE, *du Médecin.*)

PARIS.

GERMER BAILLIERE, LIBRAIRE-ÉDITEUR,

rue de l'École-de-Médecine, 17;

VIDECOQ, LIBRAIRE POUR LA JURISPRUDENCE,

place du Panthéon, 1.

1847

Avant d'aborder le sujet que nous avons choisi, nous ferons remarquer l'unanimité des auteurs sur les difficultés immenses qu'il présente : « Nous arrivons, dit M. le professeur Gerdy, dans sa *Physiologie philosophique des sensations et de l'intelligence,* au point le plus ardu et le plus difficile de notre sujet ; aussi ne l'abordons-nous qu'en tremblant et en réclamant l'indulgence du lecteur. » Et ce ne sont pas seulement les écrivains qui ont traité cette question d'une manière accidentelle qui s'expriment ainsi, mais encore ceux qui, comme Marc, Esquirol, etc., en avaient fait l'objet spécial de leurs méditations et de leur pratique. Si les hommes qui ont longtemps pratiqué et longuement réfléchi sur cette matière importante n'osent l'aborder qu'en *tremblant,* que sera-ce pour nous qui débutons dans la carrière ? De plus, obligé, pour satisfaire à des exigences auxquelles nous ne pouvons nous soustraire, de présenter cette thèse à une époque rigoureusement déterminée, et de resserrer dans le plus petit espace possible un sujet qui, pour être traité d'une manière convenable, demanderait l'étendue d'une encyclopédie, il ne nous a pas été possible de donner à ce travail toutes les qualités qu'il réclamait; aussi, osons-nous compter sur l'indulgence de nos juges. Les nombreux retranchements que nous avons été contraint de faire auront peut-être enlevé à cette dissertation le lien qui existait entre toutes ses parties; nous espérons néanmoins que notre but sera compris, et que l'attention d'une Faculté dont les précieux travaux ont déjà jeté plus d'un trait de lumière sur une foule de questions que l'antiquité savante avait bien indiquées, mais qu'elle ne semble pas avoir essayé de résoudre, se portera d'elle-même sur cette partie si importante et vraiment fondamentale du domaine de la médecine.

On pourrait peut-être, en considérant superficiellement les choses, nous reprocher une certaine animosité envers les spécialistes auxquels s'adressent quelques-unes de nos attaques. Nous déclarons ici que nous n'avons l'honneur de connaître personnellement aucun des auteurs dont nous combattons les principes. Au reste, il sera facile de s'apercevoir que nos critiques s'adressent aux doctrines et non aux hommes, dont la bonne foi ne doit pas être mise en doute; ces doctrines nous ont paru dangereuses, c'est là le seul motif qui nous a sollicité à élever la voix et à protester, au nom de la science, dont la cause est ici celle de l'humanité tout entière.

Quant à la forme que nous avons adoptée, elle nous semble trouver sa justification dans le reproche que l'auteur du *Traité philosophique de la manie* adressait à Chiarugi :

« Toujours suivre les routes battues, parler de la folie en général d'un ton dogmatique, considérer ensuite la folie en particulier, et revenir encore à cet ancien ordre scolastique de *causes*, de *diagnostic*, de *pronostic*, d'*indications à remplir*, c'est là la tâche qu'a remplie Chiarugi (1). L'esprit de recherche ne se montre guère dans son ouvrage que dans une centaine d'observations qu'il a publiées, encore même très-peu d'entre elles peuvent donner lieu à des inductions concluantes. » (Pinel, Introd., p. 41.)

On nous pardonnera sans doute les citations nombreuses que nous avons systématiquement accumulées, non pas pour faire parade d'une vaine érudition, mais pour montrer où peut conduire l'individualisme scientifique poussé jusqu'à ses dernières limites, dans la partie de la science qui exclut au plus haut degré cette tendance philosophique. « Il n'est pas bon que l'homme soit seul. » Cet aphorisme vrai, lorsqu'il s'agit de relations sociales, est applicable surtout à cet ordre de travaux et d'études qui ont pour objet la santé et le bonheur des hommes. Quand verrons-nous les savants qui se vouent à la pratique et aux progrès de la science médicale dans les diverses spécialités qu'elle embrasse, au lieu de se livrer à

(1) Chiarugi, *Traité médico-analytique de la folie*, en italien ; Florence, 1794.

cette basse passion de l'envie, mère des querelles scandaleuses, se réunir dans un noble but de convergence, et faire tourner leurs efforts à la gloire du corps médical et au perfectionnement de la société !

---

20 Février.

L'accueil extrêmement favorable fait à cette thèse (1), par la Faculté de médecine de Paris, nous a déterminé à faire faire un deuxième tirage qui portât moins d'incorrections que le premier.

Cette deuxième édition, publiée quelques jours seulement après la première, présente néanmoins de notables différences : quelques erreurs ont été réparées; des lacunes, que la rapidité du premier écrit rendait inévitables, ont été comblées en partie par la restitution de ce que la nécessité de livrer à jour et à heure fixes notre travail imprimé nous avait mis dans l'obligation de retrancher du manuscrit.

Nous regrettons que le temps ne nous ait par permis de lui faire subir des modifications plus importantes.

---

(1) Thèse présentée et soutenue sous ce titre : ESSAI SUR LES MALADIES NERVEUSES DITES MENTALES, titre que nous avons conservé dans ce deuxième tirage.

ESSAI

SUR LES

MALADIES NERVEUSES

DITES

MENTALES.

> Quapropter prædicta singula colligere oportet, et Sapientiam ad Medicinam traducere, et Medicinam ad Sapientiam. Medicus enim philosophus deo equalis habetur.
>
> (HIPPOCRATE, *de Decente habitu.*)

I.

Malgré les travaux immenses des philosophes et des médecins qui se sont occupés de la folie, depuis l'antiquité la plus reculée jusqu'à nos jours, les maladies successivement désignées sous les noms de *mal sacré*, *manie*, *mélancolie*, *vésanie*, *démence*, *aliénation mentale*, *folie*, *délire maniaque*, etc. etc., sont peut-être, de toutes les infirmités qui affligent l'espèce humaine, les moins connues et les moins bien définies. En effet, qu'on ouvre les livres des auteurs qui ont écrit sur cette maladie (1), et l'on sera fort étonné de trouver les opinions les plus diverses et les plus contradictoires, non-seulement sur le

(1) Le mot *maladie* est employé ici pour désigner un ensemble de phénomènes morbides. Dans le cours de ce travail, nous emploierons indifféremment les mots *folie*, *aliénation mentale*, *délire*, pour désigner les troubles de l'intelligence et des passions.

siége et la nature de cette affection, mais encore sur le nom qu'il convient de lui donner, et sur la définition qui doit servir à s'en former une idée.

Il serait peut-être nécessaire de passer en revue toutes les doctrines, tous les systèmes qui ont régné depuis Hippocrate jusqu'à nos jours, afin de montrer combien la science est encore peu avancée sur ce chapitre important et vraiment fondamental de la médecine ; un tel travail nous éloignerait trop du cadre que nous nous sommes tracé. Nous nous bornerons donc à un coup d'œil rapide qui suffira pour apprécier l'état de la question qui nous occupe.

Avant le père de la médecine, la perversion de l'intelligence était sous l'influence d'un mauvais génie ; plus tard, les médecins humoristes, tels que Galien, Boerhaave, Van Swieten, Stoll ; les animistes, avec Stahl, Van Helmont, ont tous successivement bâti des systèmes selon les idées dominantes, en faisant jouer le rôle principal tantôt à la bile, au sang, à l'atrabile ou à la pituite ; tantôt à l'âme ou à l'archée, au principe vital ou aux esprits animaux. Ces doctrines, longuement commentées, régnèrent longtemps dans les écoles ; un nombre prodigieux d'auteurs firent des traités sur l'aliénation, sans que l'étude de cette maladie fût cependant beaucoup éclaircie.

Mais laissons parler un auteur contemporain (M. Trélat), qui s'est livré sur la folie à des recherches historiques pleines du plus grand intérêt.

Après avoir passé en revue les travaux de Pythagore (1), Hippocrate (2), Hérophile (3), Érasistrate (4), Dioclès (5), Xénocrate (6),

---

(1) Pythagore, qui vivait vers l'an 530 avant Jésus-Christ, a dit peu de choses de la folie. — (2) Hippocrate (460 ans avant Jésus-Christ), *Aphor.*, lib. 3, 4, sect. 5 et 7 ; *Præn. Cos*, lib. 3, cap. 1, 3 et 4 ; *Progn.*, § 3 ; *Prorrh.*, lib. 1 ; *Epid.*, lib. 3, cap. 3 ; *de Morbo sacro*, cap. 1 ; *de Morbis*, 1, *de Insomniis* ; *de Morb. virg.* ; *de Epileps.*, cap. 7. — (3) Hérophile (344 avant J. C.). Tertullien dit qu'Hérophile avait disséqué plus de six cents hommes pour bien connaître la structure du corps humain. Ses ouvrages sont perdus ; on trouve l'analyse de ses travaux dans Galien. — (4) Érasistrate (330 avant J. C.) dit que les nerfs sont à la fois la source du sentiment et du mouvement. Voy. Galien. — (5) Dioclès (300 avant J. C.) ; voy. Galien, *de Locis affectis*, cap. 7. — (6 et 7) Xénocrate et Praxagore ;

Praxagore (7), Asclépiade (8) et son disciple Thémison (9), Aretée (10), Soranus (11) et son traducteur Cœlius Aurelianus (12), Galien (13), Marcellus de Seïde (14), Nemesius, Alexandre de Tralles (15), Paul d'Égine (16), Rhazès (17), Avicenne (18), Averrhoës (19), Paracelse (20), Jacob Sylvius (21), Plater (22), Van Helmont (23), Sennert (24), Sylvius de le Boe (25), Willis (26), Highmore (27), Sydenham (28), Théo-

---

voy. Galien et Alexandre d'Alexandrie. — (8 et 9) Asclépiade et Thémison (80 avant J. C.); voy. encore Galien et Cœlius Aurelianus. — (10) Aretée de Cappadoce (80 après J. C.) entrevit la circulation, qui ne fut bien comprise et expliquée que 1500 ans plus tard. Il dit : « Arteriarum pulsus sanguinem propellunt. » *De Melancholia; de Causis et signis morb. diutur.*, lib. 1, cap. 5. — (11) Soranus (95 après J. C.); ses ouvrages sont perdus, mais ses principes se retrouvent dans Cœlius Aurelianus. — (12) Cœlius Aurelianus (190 ans après J. C. ou dans le 5e siècle, suivant Reinesius), *de Morbis acutis et chronicis*, lib. 8; *Acutor. morb.*, lib. 1, cap. 17; *Chronic. morb.*, cap. 1; Amsterdam, 1709, in-4°. — (13) Galien de Pergame (vers l'an 128 après J. C.); *de Locis affectis*, lib. 3, cap. 5 et 6; *de Sympt. caus.*, lib. 1, cap. 1 et 2; *in Hipp. Prorrhet. comment.*; *in Aphor. comment.*; *de Morbo vulg.*, comment. 11; *de Dynamidiis; Ars medica, ars parva; Opera omnia;* Bâle, 1554, et Venise, 1625, in-fol. — (14) Marcellus de Sida, en Pamphilie (4e siècle), traita *de la Lycanthropie* en vers héroïques; voy. Aétius, tetra bibli 2, serm. 2, cap. 11, t. 2; Lyon, 1560. — (15) Alexandre de Tralles (360 ans après J. C.), *de Arte medica*, lib. 12. — (16) Paul d'Égine (630), *de Re medica;* Parisiis, 1532, in-fol. (17) Rhazès (né à Ray, en Perse, en 860), *Continens seu comprehensor;* Venise, 1609, in-fol. — (18) Avicenne (né à Bokhara en 980), *Canon medicinæ;* Venise, 1608, in-fol., *Opera omnia;* Lyon, 1598; 4 vol. in-fol. — (19) Averrhoës (12e siècle), *Colliget.*, lib. 7; Lyon, 1531, in-8°. — (20) Paracelse (1498), *de Spiritu vitæ et ejus virtutæ; de Morbis invisibilibus; Opera omnia;* Genevæ, 1654, in-fol., 2 vol. — (21) Jacob Sylvius (1530), *Melanch. morb. curatio; Opera omnia,* p. 413; Genevæ, 1630. — (22) Felici Plateri (1536), *Observat. in hominis affectibus plerisque*; Basileæ, 1641, in-8°. — (23) Van Helmont (né à Bruxelles en 1577), *Ortus medicinæ*; Amsterdam, 1648, in-4°, cap. 19, *de Inspiratis.* — (24) Sennert (né à Breslau en 1572), *Opera omnia*; Paris, 1645, in-fol., p. 292, lib. 1, t. 11, cap. 8, p. 126, et lib. 1, part. 2, cap. 15, et lib. 6, part. 9, cap. 3, 4 et 5. — (25) Francisci de le Boe Sylvii (1614), *Medicinæ practicæ opera medica,* p. 253; Venetiis, 1736, in-fol. — (26) Willis (1622), *Pathologia cerebri*; Lond., 1678, in-12; *Adfectionum quæ dicuntur hystericæ et hypochondriacæ pathologia spasmodica vindicata*; Lond., 1670,

phile Bonet (29), Baglivi (30), Stahl (31), Boerhaave (32), Valsalva (33), Morgagni (34), Lieutaud (35), Stoll (36), Cullen (37), Daquin, Ph. Pinel, Georget, Gall et Broussais; M. Trélat (38) a été conduit à faire les réflexions suivantes :

« La connaissance du système nerveux et de ses affections était très-avancée dans les temps anciens; trois cents ans avant l'ère chrétienne, on disait que les nerfs étaient le principe du sentiment et du mouvement. Un peu plus tard, on localisait l'intelligence, on posait dans le cerveau la cause des désordres de la pensée, on comprenait que quelques gouttes de sang suffisaient pour en gêner l'exercice, et on en tirait d'utiles règles de conduite. Les investigations anatomiques avaient suivi les nerfs jusque dans un grand nombre de leurs dispositions intimes, avaient surpris leur entre-croisement, et on avait dès lors expliqué les particularités insidieuses des paralysies.

« Les lésions directes des organes avaient été bien vues et distinguées de leurs manifestations sympathiques; on s'était aperçu que l'action secondaire l'emporte quelquefois sur l'action primitive, et on en concluait qu'il fallait souvent moins chercher le principe du désordre que le foyer principal de la maladie.

---

in-8°; *Opera omnia*; Venise, 1720, in-fol.—(27) Highmore (1613), *Exercitationes duæ : 1 de Passione hysterica, altera de Hypochondriaca affectione*; Lond., 1670, in-4°. — (28) Sydenham (1624), *Opera omnia*; Lond., 1753, in-8°. — (29) Th. Bonet (1660), *Medicina septentrionalis collat.*; Genevæ, 1684. — (30) Baglivi, *Opera omnia*; Lyon, 1704, in-4°; Paris, 1788, 2 vol. in-8° avec les notes de Pinel. — (31) Stahl, *Theoria medica*, etc.; Halle, 1737, 1 vol. in-4°. — (32) Boerhaave, *Aphorism.*; Lugduni Batavor., 1780, 5 vol. in-4°. — (33) Valsalva (1666). Ses idées se retrouvent dans son disciple Morgagni. — (34) Morgagni, *de Sedibus et causis morb.*, édit. Chaussier et Adelon; Paris, 1820, 8 vol. in-8°. — (35) Lieutaud, *Précis de la médecine pratique*; Paris, 1777, in-8°. — (36) Stoll, *Ratio medendi*; Vienne, 1780, traduit en français dans l'*Encyclop. des scienc. médicales*. — (37) Cullen, *Éléments de médecine pratique*, avec des notes par Bosquillon et de Lens; Paris, 1818, 3 vol. in-8°, t. 2. — (38) Trélat (Ulysse), *Recherches historiques sur la folie*, in-8°; Paris, 1839; et *Journal des progrès et institutions médicales*, 1827, t. 5 et 6.

« On ne concevait pas qu'une fonction pût être dérangée sans son appareil ; car on ne pouvait se rendre compte d'une action quelconque indépendante du tissu qui la produit. L'esprit humain n'avait point encore rêvé les forces vitales.

« De même qu'on cherchait la cause des lésions de la respiration dans la poitrine, de la digestion dans l'estomac ; de même aussi l'on plaçait dans le cerveau celle de la perversion ou de l'abolition du sentiment, du mouvement ou du jugement.

« Comme on se gardait bien de placer dans un lieu froid un malade qui toussait, de donner des aliments à un estomac souffrant ; on évitait aussi de contrarier un cerveau dérangé ; on estimait toute violence contraire au traitement de l'aliénation. On avait reconnu qu'elle augmente les accidents et qu'elle suffit souvent pour les provoquer.

« La médecine était, au 1er siècle, dans une excellente voie, sa tendance était déjà celle de l'époque actuelle. Mais en même temps qu'on recueillait des faits, on se livrait à l'envie d'expliquer, et les croyances qu'on accorda alors à la puissance des humeurs ne tardèrent pas à embarrasser les progrès de la science, à la tenir longtemps immobile, et même à la faire reculer. Les explications, qui n'avaient d'abord été que la partie secondaire des travaux scientifiques, les dominèrent au point de les paralyser.

« Aretée, presque aussi ancien que Jésus-Christ, repousse toute violence à l'égard des aliénés ; il décrit les précautions qu'on doit prendre pour éviter de les blesser et de les irriter : il veut qu'aucun objet capable de les occuper désagréablement ne frappe leur vue, que rien n'offense leurs membres ; que les impressions de l'air, des aliments, du bruit, de la conversation, soient toutes soumises à la réflexion appliquée à l'examen de chaque cas particulier. Ce sage médecin ne voit rien de plus inexplicable dans le dérangement des fonctions cérébrales que dans celui des fonctions digestives ; et, quinze cents ans plus tard, loin que ses idées positives aient fructifié, elles sont mises en oubli. On ne s'est occupé, pendant cet espace immense, qu'à commenter et étendre les théories explicatives des faits négligés pour elles. La folie est rapportée à des causes surnaturelles, aux enchantements, à la sorcellerie, à l'incarnation des démons; il n'est plus question dans les auteurs que d'humeur mélancolique dont la lie se dépose et se putréfie dans les vaisseaux. Leurs écrits n'offrent que des paraphrases et des variantes de cette théorie: c'est en la commentant et en l'appliquant à tous les cas morbides que beaucoup d'entre eux acquièrent une réputation immense. Sous l'influence de ces idées générales, toute médecine rationnelle est impossible, les aliénés sont exposés à des pratiques violentes, accablés de médicaments incendiaires; on les maltraite, on les frappe, on les charge de fers.

« Il faut de grands et généreux efforts, il faut une tourmente révolutionnaire qui imprime à la science même son impulsion de réforme, pour éveiller l'attention sur de pareilles erreurs, et pour en provoquer la suppression: près de deux mille ans se sont écoulés, et on se retrouve enfin au même point où on en était........ Au 1er siècle, on était presque aussi avancé quant au diagnostic, et peut-être plus quant au traitement, que nous ne le sommes aujourd'hui après 1800 ans d'études. »

Avant de rechercher quelles peuvent être les causes d'un tel immobilisme dans la science, il est nécessaire de donner une idée des résultats que nous ont fournis les travaux des médecins de notre époque.

Les théories bizarres qui ont tour à tour régné depuis Hippocrate, et dont nous n'avons pas voulu surcharger notre rapide exposé, montrent à quelles erreurs l'esprit humain se trouve entraîné lorsqu'il est dépourvu d'un véritable criterium philosophique. En examinant rapidement les divers chapitres qui composent l'histoire de la folie, nous allons voir si l'expérience des siècles passés a servi à quelque chose.

Nature, siége de la folie. — Les auteurs modernes sont loin d'être d'accord sur la nature, le siége et la cause prochaine de l'aliénation mentale.

Crichton prétend que c'est une maladie du fluide nerveux (1).

Pinel, qui a si bien compris les besoins des aliénés, qui a tracé avec tant de vérité les symptômes de la manie, ne trouvait pas que les altérations rencontrées sur le cerveau rendissent compte des signes observés pendant la vie ; il ajoute même que « l'aliénation a, en général, un caractère purement nerveux, et qu'elle n'est le produit d'aucune lésion organique ; il me semble, ajoute-t-il, que le siége primitif de l'aliénation est dans la région de l'estomac et des intestins, et que c'est de ce centre que se propage, comme par une espèce d'irradiation, le trouble de l'entendement » (2).

Esquirol partageait à peu près cette opinion ; dans l'article FOLIE du *Dictionnaire des sciences médicales*, il dit : « Tantôt les extrémités du système nerveux et les foyers de sensibilité placés dans diverses régions, tantôt l'appareil digestif, tantôt le foie et ses dépendances, sont le premier siége du mal » (3).

Fodéré, réfuté si victorieusement par Spurzheim, l'attribuait à une aberration de vitalité du sang (4).

Prost (5) et Amard, de Lyon (6), pensaient qu'elle était déterminée par l'irritation de la muqueuse intestinale, occasionnée soit par la bile, soit par la présence de vers intestinaux ; ce dernier l'attribuait encore à une altération du grand sympathique.

Broussais (7) et Bayle (8) pensent que les phlegmasies chroniques intestinales peuvent amener sympathiquement l'inflammation des

(1) Crichton, *On mental diseases*; Lond., 1798.

(2) Pinel, *Traité de l'aliénation mentale ou manie*; 2e édit., p. 141.

(3) Voy. aussi *Traité des maladies mentales*, t. 1; Paris, 1836.

(4) Fodéré, *du Délire*, 2 vol. in-8°; 1827.

(5) Prost, *Coup d'œil sur la folie*; Paris, 1807, 3e part., in-8°.

(6) Amard, *Traité analytique de la folie et des moyens de la guérir*, in-8°; Lyon, 1807.

(7) Broussais, *De l'Irritation et de la folie*, 2e édit.; Paris, 1839, 2 vol. in-8°.

(8) Bayle, *des Maladies mentales*, in-8°; 1826.

méninges, et par suite celle de la substance cérébrale, qui détermine l'aliénation.

Georget, marchant à la suite de Gall, assure que la folie est une affection du cerveau, en convenant toutefois que la nature de l'altération nous est inconnue (1).

M. Voisin dit aussi que l'aliénation est une affection propre du cerveau (2); M. Falret, son collaborateur, avance que les lésions visibles de cet organe sont toujours suffisantes pour expliquer le délire.

Appliquons maintenant ces mêmes rapprochements à d'autres affections dépendantes de la folie. « Plusieurs médecins, dit M. Élias Regnault (3), ont considéré le suicide comme une variété de l'aliénation mentale. Admettons un instant que ce soit véritablement une maladie : si on leur demande quel est, dans cette maladie, l'organe lésé, puisqu'il n'y a point de maladie sans lésion d'organes, les uns répondront que le siége du suicide est dans le bas-ventre, sans rien préciser à cet égard ; les autres, dans la rate ; un troisième, dans le sorganes biliaires. Retz (4) l'attribue à la pléthore bilieuse; M. Falret (5) pense qu'il ne peut avoir son siége que dans le cerveau; Esquirol dit qu'il ne faut pas chercher au suicide un siége unique, puisque ce phénomène s'observe dans des circonstances fort opposées, et qu'il est plus souvent secondaire qu'idiopathique.

« On pourrait continuer ce rapprochement, et chacune des différentes espèces d'aliénation offrirait le même résultat. C'est ainsi que l'hypochondrie sera pour l'un (6) une maladie du bas-ventre ; pour l'autre (Broussais), une gastrite; pour un troisième (Falret), une affec-

(1) Georget, *Traité de la folie*, p. 74.

(2) Voisin, *des Causes physiques et morales des maladies mentales*, in-8° ; 1826.

(3) Élias Regnault, *du Degré de compétence des médecins dans les questions judiciaires relatives aux aliénations mentales* ; Paris, 1828, 1 vol. in-8°.

(4) Retz, *Traité des maladies de la peau et de l'esprit*, p. 354.

(5) Falret, *de l'Hypochondrie et du suicide* ; Paris, 1826, in-8°.

(6) Louyer-Villermay, *Traité des maladies nerveuses ou vapeurs*, etc. ; Paris, 1832, 2 vol. in-8°.

tion de l'encéphale; pour un quatrième (Retz), une pléthore bilieuse. Sydenham (1) dit que cette affection dépend de l'ataxie des *esprits animaux*. Stoll (2) en assigne la cause à l'augmentation de l'irritabilité des nerfs et des muscles, et à la raréfaction de la masse des humeurs. Hoffmann (3) en place le siége dans l'estomac et le tube intestinal.

« Si, comme on le prétend, la vérité doit jaillir du choc des opinions, elle devrait à coup sûr se rencontrer au milieu de cette singulière bigarrure d'idées, et cependant, même en supposant qu'un seul de tous ces auteurs l'ait découverte, dès qu'on ne peut la signaler, c'est comme si elle n'existait pas. »

Est-il étonnant que l'opinion suivante ait été soutenue, savoir: que tout homme doué d'un jugement sain est aussi compétent que les médecins spéciaux pour prononcer sur l'existence de l'aliénation mentale, et a même sur eux l'avantage d'être étranger à toute prévention scientifique. En France, le docteur Coste, l'avocat Élias Regnault et d'autres personnes ont partagé cette manière de voir. Le philosophe Kant, en Allemagne, voulait que la solution des questions posées par les juges sur les maladies mentales fût confiée à la Faculté de philosophie et non à celle de médecine.

Cette opinion serait exacte, si, dans la Faculté de philosophie consacrée à la psychologie spéculative, on s'occupait de la psychologie appliquée; mais cette branche de la science de l'homme rentre naturellement dans les attributions de la Faculté de médecine. Quoi qu'il en soit, les *spécialistes*, précisément parce que l'étude de la folie exclut toute idée arbitrairement systématique et embrasse toute la hiérarchie du savoir humain considéré dans ses rapports directs avec la vraie destinée de l'homme, peuvent être rangés d'avance parmi les moins compétents des observateurs.

---

(1) Sydenham, *Opera omnia*; Genevæ, 1829, 2 vol. in-4°.

(2) Stoll, *Ratio medendi*, t. 4, p. 401; édit. de Vienne, 1781, in-8°.

(3) Hoffmann, *de Vera morbi hypochondriaci sede, indole et curatione*, t. 2, p. 209; édit. de Genève.

Ces réflexions n'ont pas pour but de faire enlever aux médecins le rôle que la loi leur attribue dans les questions judiciaires relatives aux aliénations mentales. Il est certain que des études médicales sérieuses, loin d'obscurcir la raison, comme on l'a dit, par les *ignorances ambitieuses de l'école*, sont propres, au contraire, à augmenter la compétence d'hommes qui ont déjà donné tant de preuves de savoir et de raison avant que la loi leur confie ce mandat sacré.

Au reste, il suffit de parcourir l'histoire de la médecine pour voir que les hommes de l'art se sont toujours placés à la tête du progrès social et ont protesté contre tous les préjugés honteux pour l'humanité. Au moyen âge, ils ont été les premiers à nier la possession et la sorcellerie. Pigruy, Marescot, Duret, Wier, etc., ont enlevé au bûcher bien des malheureux qui se croyaient en commerce avec le démon. Aujourd'hui la position des médecins est à peu près pareille; ils sont les conseils, les interprètes, les protecteurs naturels de ces organisations exceptionnelles qui ne trouvent pas dans le milieu social environnant les conditions nécessaires à leur développement normal et régulier.

Nomenclature. — La nomenclature de la folie est si riche qu'on remplirait facilement plusieurs pages avec tous les noms que les auteurs ont donnés à cette maladie. « Les naturalistes ont classé les différents corps de la nature. Les médecins ont voulu classer les nuances de la folie, c'est-à-dire des choses aussi peu susceptibles d'être classées que les nuages. Quel en a été le résultat? C'est que des mots grecs ont été substitués à des mots français intelligibles pour tout le monde, et des idées contradictoires réunies dans le même mot. On a été jusqu'à former une nouvelle classe de folie, sous le nom de *manie sans délire*, ou *folie raisonnante*, et il était assurément difficile de rassembler des idées plus disparates. Comment imaginer, en effet, une manie sans délire, lorsque le délire est donné comme le seul caractère évident de la manie? Comment se faire une idée de la folie raisonnante, lorsque la folie n'est que l'absence de la raison? Cette bizarre anomalie suffirait seule pour démontrer l'obscurité des idées et l'incertitude des notions sur cette branche de la médecine. » (El. Regnault, ouvr. cité.)

Définition. — Les définitions de la folie qui ont été proposées par les philosophes ou les médecins ne sont guère propres à en donner une juste idée. « Suivant la manière dont celui-ci définit la raison, la plus grande partie du genre humain serait atteinte d'aliénation mentale; au contraire, avec la définition que celui-là présente de la folie, beaucoup d'aliénés seraient exclus de cette catégorie » (Falret, art. ALIÉNATION MENTALE du *Dictionnaire des études médicales pratiques*) (1).

Les auteurs du *Compendium de médecine pratique*, à l'article FOLIE, mentionnent les définitions de Cullen, Georget, Esquirol, M. Foville. « Il est aisé de voir, disent-ils, qu'aucune de ces définitions ne donne une idée exacte de la folie. L'esprit de l'homme diffère tellement d'individu à individu; il est si variable, si facilement impressionné par une foule de circonstances extérieures, par les sensations, par les pas-

(1) Un sage, dans le sens des lois et des jurisconsultes, est celui qui peut mener une vie commune et ordinaire; un insensé est celui qui ne peut pas même atteindre jusqu'à la médiocrité des devoirs généraux. (D'Aguesseau.)

L'homme en démence est celui qui ne remplit pas les devoirs les plus ordinaires de la vie civile.

S'écarter de la raison sans le savoir, parce qu'on est privé d'idées, c'est être *imbécile*.

S'écarter de la raison le sachant, mais à regret, parce qu'on est esclave d'une passion violente, c'est être *faible*.

Mais s'en écarter avec confiance, voilà ce qu'on appelle être *fou*.

Le fou est celui qui ne peut pas remplir la destination humaine; celui-là est sage qui la remplit entièrement; celui-là est moins sage qui la remplit moins parfaitement; mais celui-là est constamment un fou, un insensé, qui ne la remplit en aucune manière, qui ne sait ni suivre l'instinct de la nature, ni se soumettre aux lois de la société et de la morale. (*Répert. de jurispr.*, art. DÉMENCE.)

Tout homme qui ne connaît pas la vérité est un fou. (Chrysippe.)

Condillac fait consister la folie dans une imagination qui, sans qu'on soit capable de le remarquer, associe des idées d'une manière tout à fait désordonnée, et influe quelquefois dans nos jugements et dans notre conduite.

La folie, suivant M. Élias Regnault, est un somnambulisme prolongé : ses symptômes peuvent être réduits à deux classes : 1° les désordres de l'intelli-

sions, qu'il est impossible d'établir pour les facultés intellectuelles un type en dehors duquel celles-ci cesseraient d'être dans leur intégrité.»

«A son point de départ, dit M. Lélut, et dans les dispositions mentales qui en sont la cause prédisposante, organique ou constitutionnelle, la folie est encore de la raison, comme la raison est déjà de la folie.» La folie, d'après le même auteur, est «*un trouble des passions et de la volonté, sans conscience et sans cause extérieure actuelle*, accompagné d'un *vice dans l'association* des sentiments et des *idées*, et de *transformation* de ces manifestations intellectuelles en *sensations*» (1).

Après avoir passé en revue les définitions de l'aliénation mentale de Lorry, Dufour, Pinel, Fodéré, Georget, Broussais, Guislain, Chia-

---

gence, de la pensée; les désordres qui surviennent dans les fonctions organiques, tels que l'irritation cérébrale, l'augmentation de l'action du cœur, les troubles du canal alimentaire, la chaleur de la peau, etc... Le fou est un homme dont les sens sont éveillés en l'absence du moi. Le malheureux paysan qui, dans l'isolement et la misère, parle de ses armées, de ses courtisans, qui compte sur un grabat ses trésors imaginaires; celui qui n'ose faire un pas, de peur de briser ses jambes qu'il croit de verre; celui qui craint d'inonder la terre en lâchant ses urines, etc.; tous ces gens-là sont des fous. Un homme n'est jamais fou, à moins d'avoir perdu la conscience soit de son être, soit de sa manière d'être, soit de sa position sociale, soit des rapports connus des objets extérieurs avec lui-même et entre eux (*).

«La raison est, à mon avis, dit Daquin, cette faculté par excellence qui emploie toutes les autres facultés dont la nature a pourvu chaque homme pour découvrir la vérité, en tant qu'elle lui est nécessaire soit pour sa conservation, soit pour son bonheur, soit pour le bien général de la société, dont l'évidence des objets frappe son esprit et lui enlève son consentement, ou plutôt la raison est la connaissance du vrai, et la folie la privation de cette connaissance» (**).

La raison est bien la même pour tous les hommes, mais tous ne la possèdent pas au même degré.

(1) Lélut, *du Démon de Socrate*; Paris, 1836, in-8°, p. 324-359.

(*) Elias Regnault, ouvr. cit., p. 5, 6 et 205.

(**) Daquin, *la Philosophie de la folie*, 2e édit., 1 vol. in-8°; Chambéry, 1804.

rugi, Arnold, Haslam, Knight, Morison, Metzer, Carus, Henk, Winkelmann, Walther, Langermann, Heinroth, Hoffbauer, Spurzheim et de quelques autres médecins qui se sont spécialement occupés des maladies mentales, M. Falret déclare « qu'il n'existe de la folie aucune définition satisfaisante. Toutes ces définitions, dit-il, dont nous pourrions si facilement grossir le nombre, se réfutent d'elles-mêmes par leur différence et quelquefois par leur opposition. Les unes ont un excès d'étendue, d'autres sont trop restreintes ; souvent elles obscurcissent l'objet qu'elles sont destinées à éclairer. Comment donner, en effet, une signification à une *chose qu'on ne connaît pas* » (1) ?

J. Copland assure « qu'il sera toujours impossible de donner de l'aliénation mentale une définition satisfaisante » (2).

Symptômes. — « Qui oserait se flatter, dit Esquirol, d'avoir observé et de pouvoir décrire tous les symptômes de la manie, même dans un seul individu » (3) ? Après un tel aveu de la part d'un observateur aussi distingué, n'y aurait-il pas de la témérité à prétendre donner une description complète des désordres observés chez les maniaques ?

Classification. — Classer suppose connaissance, certitude, accord des observateurs sur la production des phénomènes, sur la nature des corps en question, sur l'interprétation des faits en général ; la médecine mentale n'en est pas encore là. Aussi toutes les classifications qui ont été proposées sont-elles défectueuses. Nous n'exposerons pas les essais en ce genre tentés par Cullen, Daquin, Pinel, Joseph Frank, Esquirol, Guislain, Haslam, le docteur Rush, le docteur Burrows, le docteur Prichard, M. Parchappe, etc. Ce tableau montrerait une

(1) Falret, art. ALIÉNATION MENTALE du *Dictionnaire des études médicales pratiques.*

(2) J. Copland, *Dict. of pract. med.*, part. 6, p. 433.

(3) *Des Mal. ment.*, t. 2, p. 147.

fois de plus les contradictions auxquelles arrivent les esprits les plus élevés, lorsque, privés de principe supérieur, ils travaillent dans l'isolement les uns des autres.

Georget et M. Calmeil avaient également reconnu l'impossibilité d'établir une division sur les caractères symptomatiques de la folie «parce qu'on rencontre, dit le premier, une foule d'espèces intermédiaires qui établissent un passage insensible d'un genre à un autre; souvent même il se présente des cas qu'il est assez difficile de classer positivement.» Les signes propres à une espèce, dit le second, se trouvent souvent confondus avec ceux d'une autre, et du mélange il résulte un ensemble qui quelquefois ne ressemble en rien aux descriptions qui se trouvent dans les livres et qu'on ne peut faire entrer dans aucune des divisions jusqu'ici reconnues.»

Anatomie pathologique. — S'il est un point de l'histoire des maladies mentales sur lequel les auteurs devraient se trouver d'accord, c'est assurément sur les altérations anatomiques qui se rencontrent sur le cadavre. Eh bien! le croirait-on? ici encore on retrouve toutes les controverses que nous avons signalées plus haut. Mais laissons parler les spécialistes eux-mêmes.

«Dans l'appréciation de certaines altérations pathologiques, il n'est pas rare que plusieurs médecins, témoins du même fait, émettent des opinions très-diverses, les uns regardant comme à l'état normal tel organe ou telle partie d'un organe qui aux autres paraît dans un état maladif» (1). S'il en est ainsi pour les faits matériels, que cera-ce donc pour les faits psychiques? Quant aux altérations du cerveau, «les auteurs sont tombés dans les plus grandes contradictions. Par exemple, l'un dit que chez les mélancoliques il a toujours trouvé le cerveau ramolli; l'autre dit que chez les mêmes malades il a toujours trouvé le cerveau induré, et vous tirez la conclusion que le cerveau

(1) Leuret, *du Traitement moral de la folie;* Paris, 1842, in-8°, p. 14 et 24.

des mélancoliques est toujours malade. La faute de ces auteurs ne vous paraît-elle donc pas claire comme le jour? Pourriez-vous douter qu'ils ont noté ce qu'ils ont cru ou voulu voir, et non pas ce qu'ils ont vu? et serez-vous bien fondés à prendre une anatomie pathologique ainsi faite pour règle du traitement que vous prescrirez à vos malades» (1)?

Dans l'état actuel de la science, il est impossible d'apprécier intimement les conditions organiques de la folie.

Pour quelques auteurs, tels que Pinel, Cabanis, Prost, etc., la folie est une maladie sans matière, et l'encéphale ne présente pas de lésion organique, ou, si elles existent, elles ne diffèrent pas de celles observées chez les individus non aliénés (2); d'autres, parmi lesquels on peut citer Gall, Spurzheim et M. Combes, le docteur Bonacossa, Pargeter, Broussais, Georget, Esquirol, MM. Leuret, Falret, Ferrus, Foville, Belhomme, Pinel-Grandchamp et Delaye, admettent des altérations encéphaliques propres aux aliénés. Mais ils se divisent, lorsqu'il s'agit de discuter la valeur de ces dernières, et les envisagent, les uns comme secondaires, comme complications ou effets des troubles fonctionnels; les autres, comme préexistant à l'apparition du délire maniaque et en constituant les causes organiques.

« Il y a trente ans, dit Esquirol, j'aurais écrit volontiers sur la cause pathologique de la folie; je ne tenterai pas aujourd'hui un travail si difficile, tant il y a incertitude et contradiction dans les résultats des autopsies. »

M. Lélut, qui a fait des recherches nombreuses, s'est attaché à dé-

---

(1) Leuret, loc. cit.

(2) «Les anomalies observées sur les insensés ne suffisent pas seules pour justifier l'état de démence, parce qu'on trouve quelquefois les mêmes désordres dans leur plus haut degré d'intensité, chez les malades non insensés.» (Calmeil, art. DÉMENCE du *Dict. de méd.* en 30 vol.)

«Les lésions du cerveau des fous ne sont pas suffisantes pour rendre un compte satisfaisant de tous les phénomènes de l'aliénation.» (Calmeil, *Arch. gén. de méd.*, mars 1839, p. 39.)

montrer que les altérations du cerveau observées jusqu'à ce jour dans la folie ne sont ni constantes, ni exclusives. M. Parchappe avance qu'il n'existe pas d'altérations encéphaliques qu'on puisse regarder comme une condition essentielle de l'aliénation, et que la folie ne doit pas être toujours considérée comme une phlegmasie de la surface du cerveau, puisqu'elle peut exister à l'état sain, indépendamment de toute altération pathologique de l'encéphale.

« Le cerveau, dit M. Pariset, est bien certainement l'organe indispensable de la pensée; mais il n'est peut-être qu'une des conditions absolument nécessaires à la manifestation des actes de l'intelligence. Dans tous les cas, le matériel de son organisation, la mesure de son volume, ne sont pas le criterium unique de la perfection de ses facultés; et ces conditions physiques ne peuvent point rendre raison suffisante de la grande inégalité que l'on remarque dans les esprits. »

Les phrénologistes ont vainement tenté d'appliquer leur système à la localisation de l'aliénation mentale.

« Les débuts de Gall, pour la localisation de la folie, n'ont pas été heureux. Gall, qui, peu de temps après son arrivée à Paris, appelait sur son système toute l'attention des savants, visitait, un jour, la Salpêtrière avec Esquirol. D'abord, Esquirol faisait à Gall l'histoire de la maladie des folles qu'il lui présentait, et Gall expliquait, par les protubérances du crâne, la cause de leur maladie : toujours la conformation de la tête et le caractère de la folie se trouvaient en harmonie parfaite. Jusque-là, tout allait bien. Mais, voulant faire une contre-épreuve, Esquirol engagea l'inventeur de la phrénologie à observer préalablement la tête de ses malades, et à lui dire, d'après cette observation, quel était le caractère de leur maladie. Dès lors, Gall devint muet; il avait pu, avec une complète *certitude*, remonter de l'effet à la cause; mais de la cause il ne put jamais descendre jusqu'à l'effet. On eût dit que la science, tout à l'heure si fertile, venait de l'abandonner... » (1)

---

(1) Leuret, *Traitement moral*, p. 50.

Je doute, ajoute M. Leuret, que les disciples de Gall puissent faire mieux que leur maître dans une circonstance analogue. Le même médecin dit ailleurs : « A voir la manière dont les phrénologistes tirent leurs déductions, on reconnaît sans peine le peu de fondement de leur doctrine, et l'on peut juger à quelles erreurs on se laisserait entraîner, si, malheureusement, l'on voulait en faire quelque application au traitement de l'aliénation mentale. » (Ouv. cité, page 62.)

Après avoir examiné en détail les recherches des auteurs sur chacune des altérations du crâne et de l'encéphale, M. Leuret tire les conclusions suivantes :

« De la discussion des faits exposés dans ce chapitre, il résulte :

1° Que l'on a accumulé, sans aucun esprit de critique, toutes les altérations rencontrées ou que l'on a cru rencontrer dans le cerveau des individus morts après avoir été atteints d'aliénation mentale ;

2° Que l'on a attribué le désordre de l'intelligence et des passions à ces altérations réelles ou supposées ;

3° Que l'on a négligé de tenir compte des altérations compatibles avec l'intégrité de l'intelligence ;

4° Que, en ce qui concerne les altérations propres aux aliénés, on n'a pas fait la part des symptômes physiques et celle des symptômes psychiques.

« Quant à l'altération qui serait la cause immédiate de la folie, je nie que personne l'ait indiquée.

« Les applications que l'on a voulu faire de la phrénologie à l'étude de l'aliénation mentale sont sans portée comme sans fondement. » (Leuret, ouvr. cité, pag. 65, 66.)

Ce n'est pas une opinion individuelle que nous choisissons pour le besoin de notre cause; tous les spécialistes sont à peu près d'accord sur l'inutilité, jusqu'à présent, des recherches anatomo-pathologiques. Voici comment s'exprime M. Brierre de Boismont dans l'article ALIÉNATION MENTALE de l'*Encyclopédie catholique* :

« En résumant tous les faits, nous acquérons la preuve que l'anatomie pathologique et la phrénologie ne sauraient répondre à l'interpellation que nous leur avons adressée. La question de la cause prochaine de la folie reste donc, pour nous, ensevelie dans la plus profonde obscurité. C'est là, au reste, le sort qu'ont eu toutes les recherches entreprises depuis un quart de siècle pour fixer les différentes fonctions du cerveau. Des milliers d'animaux ont inutilement péri sans avoir donné la solution du problème. Lorsqu'une expérience faite sur un être vivant semblait annoncer un résultat nouveau, un fait d'anatomie morbide venait anéantir la découverte et son explication. »

Il nous reste, pour compléter ce tableau, à examiner ce qu'on a dit de la nature psychique de la folie.

Nature psychologique de la folie. — « Il ne m'a pas été possible, dit M. Leuret, quoi que j'aie fait, de distinguer par sa nature seule une idée folle d'une idée raisonnable. J'ai cherché, soit à Charenton, soit à Bicêtre, soit à la Salpêtrière, l'idée qui me paraîtrait la plus folle; puis, quand je la comparais à un bon nombre de celles qui ont cours dans le monde, j'étais tout surpris, presque honteux de n'y pas voir de différence. En serait-il de même avec les savants? Médecin, j'ai apporté comme objets de comparaison les théories humorales, le *strictum* et le *laxum* de Thémison, les réactions de Paracelse, l'archée de Van Helmont, l'asthénie, le contro-stimulisme, le fluide nerveux, l'irritation; j'ai vu que toutes ces théories, basées sur un petit nombre de faits, souvent mal observés, et desquels on tirait des conclusions générales, n'avaient pas une meilleure raison d'existence que les idées avec lesquelles je venais les confronter. Les philosophes avaient à m'offrir un bagage pour le moins aussi riche et beaucoup plus varié que celui des médecins; je me suis arrêté à ceux de leurs livres qui traitent de l'origine du monde, et j'en ai eu bientôt assez. Avec les théologiens j'aurais joué de malheur, si, prenant au hasard, je n'étais pas tombé juste. Que d'idées creuses! quel farrago!

« Cependant, il y a pour les médecins, pour les philosophes, pour les théologiens, des chaires, des académies, des Facultés, et pour les fous, des hospices; est-ce que le hasard aurait présidé à la répartition des individus dans chacun de ces lieux?... Qu'il me soit permis de le dire, puisque cela est vrai : les savants ont quelquefois des idées folles, aussi folles que celles des aliénés (1). »

Ailleurs (2), M. Leuret dit encore : « Avec les mêmes idées, on peut être regardé comme sage ou comme aliéné; cela dépend du temps dans lequel on vit, et du degré d'instruction des personnes dont on est entouré. L'homme est la mesure de tout, notre raison est la mesure de la folie des autres (3). »

---

(1) Leuret, *Fragments psychologiques sur la folie;* Paris, 1836; in-8°, pag. 41.

(2) Leuret, ouv. cit., p. 76.

(3) C'est avoir de la nature humaine une opinion très-fausse, que de se prendre pour modèle et pour type de l'espèce, que de tout rapporter à sa propre manière de sentir. D'après ces principes, tous les hommes seraient bons pour celui qui est né bon, méchants pour l'homme méchant; chacun serait autorisé à louer ou à condamner ce qui lui plaît ou lui déplaît, à blâmer l'opinion qu'il n'a pas, et à n'estimer dans les autres que celle qu'il adopte. Toutes ces erreurs résultent, à notre avis, du défaut de distinction qu'il importe de faire entre la nature humaine considérée en général, et l'individu. Tous les sentiments que la raison ne désavoue pas sont dans la nature humaine; il n'y a dans l'individu que ceux que ses penchants lui donnent. Mais les penchants que cet individu n'a pas ne sont pas pour cela tous condamnables : ceux-là seuls méritent notre réprobation, qui sont destructifs de l'harmonie sociale, qui sont opposés à la morale universelle, parce qu'elle est éprouvée par tous les hommes sensés. Sur tout autre objet, la tolérance doit être la règle de nos jugements. La vérité de la convenance des sentiments repose sur les penchants particuliers des hommes dirigés par la raison; elle ne reconnaît pas d'autre appui; elle n'a pas de type universel pour les ramener à un jugement unique, à moins, nous le répétons, qu'il ne s'agisse de sentiments qui tendent à tenir unis les hommes entre eux.

En consultant les ouvrages écrits par l'auteur du principe cité plus haut, on n'est plus étonné de trouver à chaque instant des appréciations comme les suivantes :

« Une pareille manière de raisonner, dit M. le docteur Leuret en parlant de son confrère M. Calmeil, n'es-telle pas essentiellement vicieuse? » (Leuret, *Traitement*

M. Lélut dit aussi (1) : « La raison se modifie tellement suivant les époques historiques (2), que ce qui ferait maintenant renfermer un homme dans une maison de fous, ou ce qui du moins lui vaudrait un jugement d'interdiction, faisait de lui, dans les âges reculés, un inspiré, un homme de Dieu, un réformateur des peuples. » Dans un autre endroit, le même auteur dit encore : « Dans nos temps modernes, sous peine de passer pour un fou halluciné, on ne saurait plus se prétendre en communication avec la divinité ou avec des agents surnaturels quels qu'ils soient. Mais, à des époques plus reculées, il y a quelque mille ans, dans l'enfance des peuples, il s'en fallait bien qu'il en fût ainsi. Bien qu'alors sans doute la cause première ne se

---

moral, p. 47.) « La même faute de logique a été commise par M. Ferrus, à l'occasion d'un second fait » (id., p. 60). « La plupart des raisonnements de Gall et ceux de ses partisans ne sont pas moins absurdes que ne l'eût été celui-ci » (id., p. 58, etc.) Ainsi, *manière de raisonner essentiellement vicieuse*, *faute de logique*, *raisonnements absurdes*... Certains spécialistes en demandent-ils beaucoup plus pour déclarer qu'un homme est aliéné ? En considérant ce qui se passe tous les jours sous nos yeux, on est naturellement porté à faire la réflexion suivante : « L'état social est comme une maison d'aliénés où chacun se voit entouré de fous, et s'imagine être le seul raisonnable. » Dans l'état actuel de la science, où cela doit-il conduire ? A placer tout le genre humain sous le joug des spécialistes.

(1) Lélut, *du Démon de Socrate*, p. 349.

(2) La différence qui se trouve dans les époques se trouve aussi dans les individus. Tel homme dont la conduite nous semble inexplicable, l'a réglée sur des raisonnements qui nous échappent et que nous ne pouvons concevoir. Ainsi, pour l'école matérialiste qui rapporte tout à l'intérêt, l'action de Codrus, se dévouant pour les siens, doit sembler le produit d'un cerveau malade ; et assurément, si la vie ne nous a été donnée que pour penser à notre bien-être personnel, mourir volontairement pour sauver les autres est le plus grand acte de folie que l'on puisse imaginer. Pour comprendre ce dévoument, il faut comprendre les idées de désintéressement et de générosité ; et ceux chez qui ces idées n'existent pas ne pouvant raisonner cet acte, trouvent qu'il est mal raisonné. L'homme égoïste ne peut pas expliquer la charité. (Élias Regnault, ouvr. cité, p. 85.)

communiquât pas plus aux mortels qu'elle ne le fait maintenant, au moins croyait-on qu'il pouvait en être autrement, et si l'on voulait s'expliquer les inspirés des âges anciens autrement qu'en les regardant comme les envoyés de Dieu ou comme des fourbes, l'ignorance et la crédulité des temps où ils vivaient en donneraient les moyens. » (Lélut, ouvr. cité, p. 346, 347.)

C'est d'après de tels principes que de *nouvelles études historiques* vont nous montrer les hommes de génie, élevés par la postérité sur le piédestal de la gloire, dignes tout au plus d'aller grossir le nombre des sujets qui peuplent le royaume sur lequel les spécialistes se montrent jaloux de régner et de gouverner de la manière la plus absolue et la plus tyrannique.

Ainsi, pour M. Lélut, « Socrate était un *théosophe*, un visionnaire, et, pour dire le mot, un fou; cette opinion, ajoute le même auteur, est la seule vraie. » (Lélut, *du Démon de Socrate*, p. 13.) Plus loin il dit :

« Il y a des noms et de grands noms, des noms d'artistes, de poëtes, de savants, de philosophes, dont la psychologie est, au su de tous les hommes éclairés, celle que j'attribue à Socrate; et l'antiquité elle-même n'était rien moins que sûre de l'intégrité de raison de Pythagore, de Démocrite, d'Empédocle et de plusieurs autres de ses grands hommes. Chez les modernes, la folie du Tasse, de Pascal, de Rousseau, celle de Swammerdam, de Barloeus, de Van Helmont, de Swedenborg, sont à peu près avouées maintenant par tous les hommes qui ont joint l'étude de la psychologie morbide à celle de l'histoire et de la philosophie; et si je ne craignais de faire naître et de renouveler des douleurs contemporaines, je montrerais l'art, la littérature, la science, ayant, à l'heure qu'il est, des représentants assez nombreux dans les asiles ouverts au trouble de la raison par la science et la charité » (1). (Lélut, *du Démon de Socrate*, p. 17.)

(1) Voyez dans le *Démon de Socrate*, p. 344, 347, 348, 351, l'opinion de M. Lé-

Après un tel tableau d'opinions si contradictoires, ne sommes-nous pas en droit de nous écrier avec l'auteur du *Voyage du jeune Anacharsis* (J.-J. Barthélemy) :

« Nos bibliothèques, prétendus trésors de connaissances sublimes, ne sont qu'un dépôt humiliant de contradictions et d'erreurs; cette abondance d'idées n'est qu'une disette réelle. »

II.

Il n'est pas nécessaire de nous livrer à des raisonnements bien approfondis pour faire sentir l'insuffisance, la valeur toute superficielle, et, par suite, les conséquences dangereuses des travaux publiés par les médecins précités. Le défaut capital de leurs œuvres provient de l'absence complète d'un point de vue supérieur, ce qui les conduit à l'adoption d'un diagnostic simple, toujours basé sur un *a priori* sceptique, le plus souvent tout matérialiste et n'ayant d'autre point

---

lut sur Pythagore, Socrate, Numa, Mahomet, etc. (quels noms cache cet *etc.* ?); Empédocle, Diogène, Cratès, Cardan, Jeanne d'Arc, Luther, Ignace de Loyola, Pascal, J.-J. Rousseau...

Voyez aussi dans les *Fragments psychologiques sur la folie*, p. 226, 227, 232, 273, 274, 333, 363, ce que pense M. Leuret de Moïse, de Josué, des prophètes juifs Elisée, Isaïe, Ezéchiel; des ermites saint Paul, saint Antoine, saint Macaire, saint Hilarion, saint Pacôme, saint Sinclétique, etc. etc.; des ascétiques, des anachorètes et des cénobites.

« Ainsi, après avoir été martyrs pour leur abjuration du culte des idoles, les premiers chrétiens étaient devenus matérialistes; la folie devait avoir passé par là. J'eus bientôt la preuve qu'il en était ainsi. » (Leuret, *ouv. cit.*, p. 234.) Et ailleurs : « L'état de l'esprit humain chez nos aïeux concourait sans doute puissamment à la production fréquente des visions; mais pour dépendre d'une cause générale, une maladie ne cesse pas pour cela d'être une maladie; et comme il n'y a pas de différence essentielle entre les visionnaires d'autrefois et ceux d'aujourd'hui, les uns et les autres doivent être mis au rang des aliénés. » (Ibid., p. 255.)

d'appui que les données vulgaires des préjugés philosophiques régnants.

Il n'est pas besoin d'entrer dans de longues considérations pour montrer que cette méthode empirique ramène forcément, bien que le point de départ soit diamétralement opposé, à des conséquences rigoureusement identiques aux terribles méprises du moyen âge. La maison de santé, établissement tout de prévoyance et de charité médicale, ne doit-elle pas, en effet, sous l'influence des opinions précitées, devenir, à l'insu même et malgré *toute la bonne foi* du médecin qui la dirige, le supplément moderne des cachots et des bûchers de l'inquisition?

Cette inévitable conséquence d'une analyse dont la compréhension se mesure exclusivement sur la portée intellectuelle et scientifique d'un seul homme se prenant pour terme absolu de comparaison, pourrait même, nous osons l'affirmer, très-logiquement conduire, dans certaines circonstances, à des méprises plus nombreuses et plus funestes encore. L'inquisition avait un *criterium* accepté comme vrai par l'immense majorité des hommes, et ses rigueurs, que nous n'appellerons pas *salutaires*, avaient pour but essentiel de maintenir l'intégrité d'une foi qui, bien que repoussée souvent par la froide raison, avait dans son ensemble un caractère de grandeur assez sublime pour subjuguer cette raison, même chez les plus éminentes organisations. Pascal, Bossuet, Racine, Corneille, Newton et tant d'autres hommes de génie dont nous pourrions citer l'imposant exemple, acceptaient le sombre dogme, un peu sans doute en faveur de sa poésie grandiose; mais cette poésie même était le cachet de ses affinités profondes avec les besoins élevés de la nature humaine; de sorte que les hommes supérieurs, soit par conviction, soit par cette prudence qui est encore une des faces de la supériorité, avaient mille moyens d'échapper aux terribles tortures.

Dans l'hypothèse de nos principaux spécialistes, la situation des sujets soumis à leur diagnostic est complétement renversée; les hommes vulgaires, ce qu'en terme aristocratique nous appelons les *petites gens*, peuvent lever fièrement la tête et jouir, sans conteste, des prérogatives d'une raison qui ne saurait étonner ni confondre l'expérience de leur juge; s'ils sont frappés par la foudre, on peut toujours les *classer,* et les sympathies du médecin leur sont généralement assurées. Mais en sera-t-il ainsi de ceux qui, à notre époque de recherche et d'examen universel, où l'intelligence, sûre de son émancipation, se livre à toutes les hardiesses de sa spontanéité, se présenteront devant lui doublement préparés pour une lutte où la force réelle et, par suite, la victoire appartiennent naturellement à la plus ferme intelligence? L'opinion catégorique du savant M. Leuret nous fournit une réponse à la fois si éloquente et si péremptoire, que nous jugeons inutile de la donner nous-même. N'est-il pas évident, en effet, que, la hiérarchie des caractères et des intelligences une fois méconnue, et chaque homme, quelles que soient sa profession et sa valeur individuelle, se trouvant établi juge absolu de l'intelligence et de la raison d'autrui, mille causes, qu'il est inutile d'énumérer ici, peuvent amener chaque jour entre les mains du médecin spécialiste, des individus parfaitement sains de corps et d'esprit, que ce dernier acceptera d'abord, en vertu de son *a priori*, et qu'il placera dès ce moment entre les deux alternatives d'un horrible dilemme (1): double supplice d'enfer, dont la pensée fait frémir, et qu'une organisation physiquement et moralement exceptionnelle subira seule avec impunité... Nous ne voulons pas ici évoquer des souvenirs, qu'il nous suffise d'en appeler au témoignage d'un sentiment général, dont chacun de nous a pu ressentir parfois l'impérieuse influence. L'orgueil du savoir, sanctionné jusque dans ses plus tyranniques prétentions, par la double autorité d'une *position prédominante* et d'une *indépendance individuelle,* qui ne reconnaît dans l'ordre social la *suprématie* D'AUCUN PRINCIPE SUPÉRIEUR, D'ORDRE

(1) «Que l'aberration mentale se présente isolément, ou qu'elle soit accompagnée de symptômes appréciables aux sens, le malade ne saurait échapper aux prescriptions médicales, il les subit jusqu'à ce qu'il guérisse, ou qu'il soit déclaré incurable.» (Leuret, *Trait. moral*, p. 3.)

SCIENTIFIQUE OU RELIGIEUX, n'est-elle pas forcément de toutes les dominations sans base, la plus cruelle et la plus dangereuse?

Les anciens confesseurs de la religion bravaient les tortures pour faire éclater la vérité d'un dogme qui, dans leur pensée, devait sauver le monde : les confesseurs du dogme de l'individualisme, quelle que soit la spécialité de leur philosophie, sont amenés par une réciproque inflexible, en raison même de la naïveté de leur foi, à renverser les termes des positions respectives; et nous regarderions comme un phénomène extraordinaire que la barbarie du supplice ne fût pas ici, dans tous les cas d'erreur, d'autant plus extrême que la virtualité intellectuelle du patient serait plus énergique et plus indomptable. Ces observations suffiraient déjà, nous osons le croire, pour attirer l'attention de tous les médecins vraiment philosophes sur cette partie capitale de la science que des spécialistes très-irréfléchis, selon nous, se sont constamment efforcés d'emprisonner dans un domaine à part, sanctuaire mystérieux et inaccessible, dont ils ferment jalousement les portes aux penseurs et aux médecins qui ne se rangent pas aveuglément sous leur bannière. Combien de sérieuses considérations ne pourrait-on pas développer encore?... Mutilée dans sa magnifique synthèse, la Médecine, qui embrasse et domine toute la hiérarchie du savoir humain et investit l'intelligence qui interprète ses axiomes du plus saint et du plus sublime des sacerdoces, se trouve ainsi précipitée de son trône, et trop souvent réduite, hélas! à changer en métier vulgaire la plus noble et la plus désintéressée des professions (1)...

(1) Voici ce qu'on lit dans le *Compendium de médecine pratique*, à l'art. FOLIE : «Parlerons-nous des attaques qu'ont dirigées contre M. Leuret certains hommes (ce sont des médecins) qui, propriétaires de maisons de santé, marchands médicaux, ont inventé à leur profit une variété nouvelle d'affiches, d'annonces, de réclames? Dirons-nous à quels excès d'hypocrisie, de déloyauté, d'inconvenance, se sont portés ces hommes?» — «La discussion est sortie des bornes que jamais une discussion ne devrait franchir, dit M. Leuret; on a répandu à pleines mains

Quels seront donc, dans l'état présent des choses, les principes généraux d'une observation vraiment rationnelle? Ces principes ressortent naturellement des rapports intimes de la médecine avec toutes les autres sciences, et spécialement avec celles qui ont pour objet la connaissance approfondie de l'homme, considéré individuellement et collectivement.

De même que l'organisme, selon l'opinion la plus ancienne, n'est rien autre chose que la nature en petit et dans la plus complète intuition d'elle-même, de même la science doit réunir tous les rayons de la connaissance générale de la nature, comme dans un seul foyer.

Pour donner à la médecine, qui, envisagée sous son vrai point de vue, doit être la science générale de la nature organique et passionnelle, dont les parties séparées ne seraient toutes ensemble que des rameaux, cette étendue et cette unité intime qui constituent la science, il est nécessaire que les principes sur lesquels elle repose ne soient pas empiriques ou hypothétiques, mais certains et philosophiques par eux-mêmes. Or, si on examine l'histoire de la médecine, depuis son origine jusqu'à nos jours, il est facile de voir que chaque système médical a toujours eu son point de départ dans un système philosophique, et que les doctrines médicales qui se sont succédé dans cette longue série de siècles, peuvent être toutes rattachées à quelques théories principales, à savoir: au matérialisme, au vitalisme ou spiritualisme et à l'éclectisme.

---

la calomnie contre moi...» En effet, on a été jusqu'à l'accuser d'être *systématiquement cruel*, aveuglé par une théorie, etc. Page 122 de son livre, M. Leuret donne le précepte suivant (afin, sans doute, d'échapper aux reproches que pourrait lui amener l'emploi de la *rétractation forcée* par les douches et la crainte de la douleur): «Rappelez-vous que, près d'un malade, *vous n'êtes pas homme*, mais que vous êtes médecin, et que l'on attend de vous non pas des égards, de la politesse, de bons procédés, mais la guérison. Quoi qu'il vous en coûte, ayez la fermeté et le courage du chirurgien; vos instruments sont les passions et les idées, sachez vous en servir, et ne craignez pas d'appeler à votre aide toutes celles qui vous sont nécessaires.» Ne croyant qu'en *lui-même*, où prendra-t-il donc les idées qui lui sont nécessaires?...

Les matérialistes n'ont vu dans l'homme que la matière; ils ont voulu se rendre compte de tous les phénomènes vitaux, en leur appliquant les lois des corps bruts ou inertes; ils ont été, suivant les temps, solidistes, humoristes, électro-physiologistes, en un mot, ils ont été physiciens et de plus chimistes; car la curiosité de connaître les propriétés des humeurs, de calmer leur acidité, le désir bien naturel de nous rendre immortels et de trouver la pierre philosophale, les poussait à l'étude analytique des corps (1).

Les spiritualistes ou vitalistes durent leur apparition à des causes toutes naturelles. En effet, il a suffi à l'homme d'observer les phénomènes de la vie pour qu'il ait été conduit à en rechercher l'origine et la nature. Nous voyons Hippocrate attribuer la vie à un *principe* intérieur d'impulsion, ἔνορμον; Pythagore, à une puissance du *mouvement et de production*, δύναμις κινητικὴ καὶ γεννητικὴ; Galien, à une force vitale, δύναμις ζωτικὴ; et après ces trois grands hommes, l'esprit humain s'est montré sans cesse préoccupé de cette question sans pouvoir jamais faire un pas vers sa solution (2).

---

(1) L'enthousiasme de notre siècle pour la chimie a fait de celle-ci la base de tous les phénomènes organiques, et a réduit la vie à un procédé chimique. L'explication de la première formation de l'être animé, par exemple, par attraction de choix ou par cristallisation, par des mouvements organiques et même par ce qu'on appelle des variations de mélange et des décompositions, peut-elle être admise, si ceux qui la donnent ne peuvent nous expliquer ce qu'ils entendent par attraction de choix et variations de mélange? La chimie est appelée sans doute à éclairer bien des questions encore obscures, mais elle doit se subordonner à la science pivotale, et non la dominer.

(2) Si nous parcourons d'un coup d'œil rapide l'ensemble des systèmes philosophiques, il est facile de voir quelle est la marche de l'esprit humain lorsqu'il se jette dans des routes exclusives.

L'homme explique d'abord tous les phénomènes par l'intervention directe de la Divinité, jusqu'au jour où il cherche à les comprendre par les seules forces de la raison. La philosophie, sensualiste ou spiritualiste à sa naissance, selon le point de départ qu'elle a choisi, aboutit bientôt d'un côté au matérialisme, et

Les éclectiques enfin, qui ont tenu une large place dans le passé, ont régné toutes les fois qu'un homme vraiment supérieur n'a pu s'imposer à son temps; nous ne saurions les considérer au même titre que les physiciens et les vitalistes; ceux-ci cherchent à se rendre compte de l'inconnu; l'éclectique se tient satisfait en empruntant à tous.

Si l'éclectisme pouvait, comme il le prétend, amener une conciliation entre les divers systèmes, nous ne verrions pas l'antagonisme toujours régnant des sectes connues sous les noms vulgaires de *spiritualistes* et de *matérialistes*.

La prédominance absolue du matérialisme dans les sciences médicales est la conséquence naturelle de cette manière vicieuse d'envisager la science de l'homme. Aussi, sa fâcheuse influence sur les progrès de la nosologie générale, et principalement sur la partie qui a pour objet les maladies mentales, s'est-elle fait sentir, et se fait-elle sentir

---

de l'autre à l'idéalisme. Des résultats si contradictoires découragent la pensée, l'homme se persuade que, s'il y a des vérités, elles sont placées dans une région inaccessible à son intelligence, et il tombe dans le scepticisme. Mais l'âme a besoin de croyances pour vivre, et elle échappe à ce doute désolant en inventant le mysticisme. La raison se méfie bientôt de ces rêves extatiques, et, cédant à l'instinct qui la pousse à chercher le comment des choses, elle recommence la série de ces divers systèmes, en tournant toujours dans le même cercle.

Les philosophes, dans leurs travaux immenses depuis Thalès, ont trouvé et développé à peu près tous les systèmes possibles. Toutes les hypothèses sont épuisées; l'esprit humain n'a plus de solution exclusive à créer; mais il reste à la philosophie moderne une tâche glorieuse à remplir. Ce n'est point de concilier les différentes écoles : comment pourrait-on accorder des principes contraires qui s'excluent? C'est de reprendre en sous-œuvre le travail impossible tenté par les philosophes des siècles passés, et, au lieu de s'obstiner à réformer l'homme dans sa base, de procéder à une nouvelle étude de la nature humaine et de ses tendances, en s'éclairant des données des sens, de la conscience et de la raison, et d'en déduire une lumineuse synthèse qui donne la solution définitive du grand problème. Ch. Fourier et son école nous paraissent être les seuls, aujourd'hui, qui entrent franchement dans cette voie féconde et pleine d'avenir.

encore d'une manière déplorable. Cette partie, en effet, est précisément celle qui exige la connaissance absolue de l'homme, sans laquelle la raison d'être du plus simple degré d'aliénation ne saurait être déterminée, et par suite scientifiquement combattue.

Nous posons comme un fait incontestable, que la rétrogradation des sciences morales et philosophiques a commencé à devenir décisive du jour où la médecine, science pivotale et forcément synthétique, a vu s'opérer dans son sein cette division en myriades de spécialités arbitraires dont le résultat fatal fut d'ouvrir à toutes les médiocrités ambitieuses le sanctuaire jusque-là réservé aux intelligences d'élite et aux caractères transcendants.

Les anciens, beaucoup plus rapprochés que nous de la nature, et partant, observateurs beaucoup plus sagaces dans tous les ordres de faits dont l'étude leur était imposée par les exigences de leur état social, s'étaient bien gardés de séparer deux choses ayant des correspondances si continuelles et si intimes que l'âme et le corps. Poëte-philosophe, Prêtre, Médecin, telle était la trinité intellectuelle et religieuse que résumaient en eux tous les vrais praticiens qui, dans la savante et sage antiquité, se dévouaient à la guérison des infirmités humaines.

Il est de mode, dans nos sociétés vieillies qui se croient régénérées parce qu'elles se sont approprié les formes politiques qui causèrent la ruine des plus vigoureuses civilisations, de déclamer contre le sombre et mystérieux despotisme des anciennes théocraties; on ignore, ou l'on feint d'ignorer communément, que ces théocraties n'étaient pas autre chose que la souveraineté de la science et du génie. Que des abus monstrueux se soient introduits d'âge en âge dans ces institutions profondes, c'est ce que l'histoire ne nous permet pas malheureusement de révoquer en doute; mais ce qu'il n'est pas non plus permis d'oublier, c'est que les natures supérieures étant exceptionnelles, et les sociétés dont nous plaignons le destin misérable n'ayant aucun de nos ingénieux et rapides moyens de communiquer la pensée, l'orgueil du savoir trouvait alors une double excuse dans l'impossibilité d'éclairer les masses et la nécessité de maintenir l'esclavage. Aujourd'hui que les théocraties et la servitude légale n'existent plus, et que mille moyens de publicité nous sont ouverts depuis plus de quatre siècles par la découverte de l'imprimerie, avons-nous lieu d'être bien fiers du progrès des populations? Quelques savants ne manqueront pas de nous répondre par l'affirmative; mais il nous faudrait, pour les croire sur parole, que l'époque où sévissait le choléra morbus fût un peu moins rapprochée de nous, et que les sorciers du moyen âge eussent laissé dans la France du 19e siècle une postérité moins nombreuse et moins florissante.

Nous ne voulons certes pas dire que les sociétés modernes ne sont pas, sous beaucoup de rapports, supérieures aux sociétés anciennes; mais ce que nous nous croyons en mesure de démontrer positivement, c'est que les sciences morales et philosophiques sont loin d'avoir réalisé des progrès correspondants aux grandes et précieuses découvertes qui sont venues successivement enrichir le domaine de nos sciences expérimentales. Ce qui n'était l'objet d'aucun doute pour tous les vrais savants de l'antiquité, la spiritualité de l'âme, est aujourd'hui un problème si obscur pour l'élite de nos célébrités contemporaines, que le scepticisme est la religion dominante; et que, s'il était possible de faire le dénombrement des penseurs de toutes les classes qui, malgré les *décrets* de Robespierre et de Napoléon, sont morts, depuis 93, en état d'athéisme réel, nous trouverions assurément que l'illustre et aventureux Broussais ne l'emportait guère sur beaucoup d'autres que par la franchise de ses aveux.....

Nous avons avancé que la division de la médecine en une multitude de spécialités microscopiques était une des causes essentielles de ce matérialisme lamentable qui, comme le démontrent péremptoirement les doctrines que nous combattons, a depuis longtemps envahi les plus hautes régions de la philosophie moderne. Le rapport parfait des aphorismes d'Hippocrate avec les plus pures et les plus hautes prescriptions de la philosophie antique, en donnant à nos paroles l'autorité d'une irrécusable certitude, nous dispense de recourir à des citations tout à fait superflues. L'épigraphe que nous avons choisie ne nous en fournit-elle pas à elle seule un éclatant témoignage?

Dans les idées des anciens, la médecine corporelle et la médecine morale formaient un ensemble homogène dont toutes les parties étaient si intimement liées, que le frontispice de leurs bibliothèques ne portait que cette simple et lumineuse inscription : *Remèdes de l'âme.* On ne s'imaginait pas, dans les civilisations primitives, que l'intelligence humaine pût se livrer à des investigations qui ne tendissent pas à perfectionner l'homme et ses facultés. Les choses ont bien changé depuis; et il n'est pas inutile de remarquer que la fameuse division des philosophes et des médecins en *spiritualistes* et en *matérialistes*, commence à la mort de Socrate, c'est-à-dire à l'époque où ses principaux disciples, au lieu de suivre les routes modestes mais sûres tracées devant eux par la morale de leur maître, eurent l'orgueilleuse vanité de se poser en *chefs d'école*. Une fois l'impulsion donnée, les prétentions individuelles n'eurent plus de bornes, et Aristote n'attendit pas la mort de Platon, son maître, pour attaquer l'intelligence qui avait façonné la sienne et construire, en face des *idées innées*, un système diamétralement opposé : la doctrine du *sensualisme.*

Platon et Aristote, tels sont donc les deux souverains intellectuels dont le fantôme, planant à travers les siècles au-dessus de la pensée chrétienne, ne cessera d'en refouler les tendances généreuses dans l'étroit horizon d'un antagonisme sans avenir. En vain les plus beaux et les plus puissants génies travailleront à faire surgir des principes immortels du christianisme la science positive de nos destinées; en vain leur patience infatigable aura réuni tous les éléments de la grande synthèse; ramenés fatalement par les deux coryphées philosophiques, dont leur jeunesse a subi le joug, dans les spéculations décevantes d'une psychologie mutilée; les uns, comme Leibnitz, déterminent *a priori* les bases d'une *harmonie préétablie* au sein de laquelle l'âme, dépouillée du plus magnifique privilége de son libre arbitre, devra rester spectatrice impassible de tous les fléaux qui viendront l'assaillir; les autres, comme Bacon et la foule des penseurs qui se sont rangés sous sa bannière, observant les phénomènes, abstraction faite de toute idée préconçue, se trouveront irrésistiblement conduits à voir dans la nature sensitive le principe de toutes les opérations de l'intelligence, et à circonscrire la destinée de l'homme dans les limites grossières du monde matériel.

Il était naturel qu'en présence de conclusions si contradictoires qui divisent en deux camps ennemis le domaine de la philosophie transcendante, la médecine moderne, placée entre deux alternatives également impérieuses, optât d'abord pour les principes qui s'harmonisaient avec la méthode essentielle de ses investigations. Entre le praticien positif et le philosophe livré à des recherches purement spéculatives, il existe des différences radicales qui imposent au premier le devoir de n'aborder la sphère supérieure de la métaphysique qu'après avoir analysé scrupuleusement tous les phénomènes dans les régions palpables de l'organisme. L'homme est avant tout tributaire de la douleur physique : les douleurs et les maladies de l'intelligence, entièrement ignorées chez l'homme primitif, n'ont porté le ravage dans les sociétés humaines qu'après la ruine des illusions successivement engendrées par une civilisation défectueuse. En fait de principe dominateur dans l'ordre social ou religieux, le médecin, et par ce mot nous entendons le praticien véritable, justement préoccupé des sévères exigences de ses fonctions, abandonne l'initiative à la classe spéciale des philosophes qui se sont arrogé ce privilége, et ne peut que soumettre à l'analyse de sa raison individuelle les diverses théories qui s'intronisent ouvertement ou par surprise dans les chaires officiellement enseignantes. Si l'éclectisme, introduit dans les écoles de l'État par le professeur qui s'en est fait l'apôtre (1), n'avait pas banni de la science générale tout principe de ralliement supérieur ; s'il n'avait pas concentré dans l'individu, investi par lui d'une indépendance souveraine, toutes les prérogatives d'une infaillibilité qui prend sa base et sa rai-

(1) M. Cousin.

son d'être dans les inspirations d'un orgueil sans limites, il est hors de doute que sous l'influence du mouvement politique qui venait de replacer avec tant de bonheur la France de 1830 dans la voie des grandes traditions si violemment interrompues depuis 89, toutes les intelligences d'élite, au lieu de s'emprisonner dans l'étroit espace d'une spécialité jalouse, se fussent groupées autour des hautes et fondamentales vérités dont la perception plus ou moins compréhensive a subjugué la pensée humaine à toutes les grandes époques de l'histoire.

Un aphorisme nous dit que *rien n'est nouveau sous le soleil*. Il est certain que si toutes les découvertes précieuses dont se glorifie la civilisation moderne étaient bien sérieusement examinées, on trouverait que les siècles passés non-seulement nous en avaient transmis les germes, mais que leurs savants en avaient pronostiqué la nature et la portée avec une précision extraordinaire (1). Cette filiation lumineuse de tous les grands faits scientifiques est le phare qui doit guider dans sa marche toute philosophie véritablement progressive, et c'est ce que l'éclectisme moderne s'est avant tout gardé d'observer dans ses spéculations rétrogrades et mesquinement individuelles. Qu'est devenue dans ses mains cette large et puissante méthode expérimentale que le célèbre chancelier de Vérulam appliquait à toutes les parties des connaissances humaines avec une fécondité si merveilleuse? Un instrument imperceptible destiné à saisir et à classer par catégories microscopiques les abstractions ridicules d'une psychologie mensongère qui n'a pas même la force d'analyser exactement les passions?

Tel père tel fils, dit un autre proverbe: nous sommes tous plus ou moins les enfants de ce système bâtard, et si quelque chose doit étonner, c'est que la médecine vraiment positive n'ait pas payé un plus large tribut aux doctrines avortées dont elle a subi, vingt ans, la dangereuse influence. Ses brillantes découvertes et ses progrès continus dans le domaine de la physiologie attestent éloquemment que si les esprits émi-

---

(1) Lisez l'ouvrage du moine Bacon, homonyme et précurseur du célèbre chancelier.

nents sont parfois accessibles au matérialisme, les préjugés d'une philosophie rétrograde sont impuissants à comprimer leur essor.

Il n'en est pas moins vrai cependant que la méthode expérimentale de Bacon, même affranchie des restrictions de l'éclectisme et appliquée dans toute sa largeur, n'a, pas plus que le spiritualisme systématisé par Leibnitz, la puissance de fournir au médecin philosophe tel que le grand Hippocrate l'a défini le criterium suprême dont il a besoin, dans notre civilisation si prodigieusement compliquée, pour concevoir et maîtriser tous les phénomènes morbides que la nature humaine lui présente. Ces phénomènes, chez les classes élevées surtout, ont dû revêtir progressivement, même dans les maladies qui dérivent d'une lésion purement corporelle, un caractère assez complexe pour que le diagnostic ait souvent à préciser la mesure d'influence que le moral, soit directement, soit par transmission héréditaire, a pu exercer sur la cause prédisposante ou occasionnelle de la perturbation organique. Que sera-ce donc dans cet ordre d'affections que nous avons pris pour sujet de notre thèse et qui ont leur origine et leur siége dans les profondeurs les plus intimes de l'intelligence et des passions? Aussi n'est-ce pas sans avoir longtemps réfléchi, dans la solitude de notre pensée, sur la dignité et la grandeur des fonctions médicales, que nous avons adopté pour épigraphe de notre travail l'aphorisme majestueux qui intimide notre inexpérience. Si la définition tracée par le père de la médecine n'est pas entachée d'une exagération ambitieuse; si, comme notre cœur nous sollicite à le croire profondément, elle n'est que la résultante exacte des devoirs sublimes imposés au praticien philosophe; l'intelligence du médecin, obligée de planer sans cesse au dessus des opinions grossières et des préjugés de son époque, est tenue, sous peine d'une déchéance fatale à l'humanité tout entière, de s'assimiler tous les principes supérieurs qui dominent l'organisation des choses dans l'ordre social, religieux et scientifique, quelles que soient les erreurs particulières qui subjuguent sous ses yeux les générations contemporaines. Ne doit-il pas être en mesure d'appliquer une médication immédiate et rationnelle aux maladies de toute espèce que ces erreurs engendrent?... C'est ici qu'il devient nécessaire d'exposer les conditions fondamentales que doit remplir le médecin défini par Hippocrate, pour s'élever au niveau de la grande mission qu'il se propose d'accomplir. Il ne s'agit plus en ce moment des lésions morbides qui atteignent la nature physique, mais des blessures profondes et mystérieuses qui, par une effrayante métamorphose, ravalent soudainement l'homme paré naguère encore des signes glorieux de l'intelligence et du génie, au-dessous des animaux les plus bas placés dans la hiérarchie des êtres. L'immense majorité des maladies mentales dérivant de causes non matérielles, et l'impossibilité de pénétrer ces causes sur les données d'une observation simple se concevant à l'aide de la raison la plus vulgaire, il y a donc nécessité absolue pour l'observateur et le médecin de posséder *a priori* la connaissance de ces causes, soit scientifiquement, soit par une INTUITION TRANSCENDANTE. Ceci présuppose, nous n'avons pas besoin de le dire, la science intégrale non-seulement de l'homme individuellement envisagé, mais de l'homme collectif (étudié dans ses rapports avec la masse), et, par une conséquence naturelle, la science des vrais principes de l'organisation des sociétés.

Si, comme il est notoire pour tout investigateur sérieux, une lésion organique correspond à chaque désordre provoqué dans l'équilibre par le faux essor de la faculté intellectuelle ou morale corrélative à la partie lésée, n'est-il pas rigoureusement nécessaire de connaître, avant tout, les conditions normales de l'essor vrai, pour appliquer à chaque trouble fonctionnel la médication composée qu'il réclame?

Nous nous croyons dispensé de faire ressortir, en thèse générale, l'insuffisance et les dangers nombreux qu'entraîne dans ces graves circonstances la méthode empirique ou simplement expérimentale; nous aurons trop souvent, dans la suite, l'occasion de signaler ses conséquences désastreuses. Le vice radical d'une pareille méthode est d'ailleurs si manifeste, que la raison la moins compréhensive est tout d'abord en état de l'apercevoir (1).

(1) «La science, occupée de ses expériences et fatiguée de ne pouvoir arriver à l'idée fondamentale, est obligée de chercher ailleurs que dans l'application

En présence des facultés si multiples et si complexes exigées dans l'exercice des fonctions médicales, telles que nous les concevons et telles que l'aphorisme d'Hippocrate les fait apparaître à nos regards, notre faiblesse reculerait épouvantée si les immortels travaux des puissants génies qui ont agrandi le champ de la médecine positive n'étaient là pour soutenir notre courage et nous frayer le chemin dans l'immense carrière. Sans ce précieux secours, dans l'état actuel d'une civilisation grossie par trois mille ans de déceptions politiques et sociales, une organisation privilégiée, quelque heureuse qu'on la suppose sous le rapport du caractère et du développement moral, ne saurait suffire à la tâche, dans le domaine de la médecine en général et spécialement dans la partie qui se rapporte à la guérison des maladies de l'intelligence. Toutefois, bannissons de notre pensée toute

---

des sens la raison finale; elle est forcée de remonter à une cause supérieure, et de reconnaître que dans le monde concret il n'y a que des vérités relatives, tandis que dans celui de l'entendement elles sont absolues. Ici-bas, tout n'est qu'éphémère et accidentel, hors l'intelligence, qui est immuable et immortelle comme l'essence divine dont elle émane. Schelling dit encore : «Il devient évident pour tous ceux qui observent avec attention le mouvement scientifique, que par la méthode analytique et microscopique on s'éloigne du véritable but, et que les sciences, au lieu de parvenir à l'essence des choses, n'obtiennent que des éléments, de simples phénomènes, des lois générales, etc. etc., qu'elles ne peuvent admettre comme des vérités complètes, par cela même qu'elles sont de pures abstractions.

«La raison, obéissant à sa nature divine, tend instinctivement et irrésistiblement à ce qui est en soi, absolu, immuable et inconditionnel; dans toutes ses conceptions, elle aspire à un principe indépendant, qui soit la condition de tous les autres.

«Les sciences véritablement dignes de ce nom reposent sur la synthèse ou jugement *a priori*, ainsi qu'on le voit dans les sciences mathématiques; d'un autre côté, les idées d'universel, d'infini, de temps, d'espace et de beau, ne sauraient nous être fournies par l'expérience; il en est de même pour les idées de substance et d'accident, de cause et d'effet.

«Quelle triste idée n'aurions-nous pas de ce qui est bien, beau, moral et vrai, si nous en devions chercher les éléments dans l'expérience!»

illusion décevante: parmi les attributs que la société, nous pourrions dire l'humanité tout entière, réclame du praticien qui se voue à l'étude et au traitement des affections mentales, nous devons ranger en première ligne, antérieurement à toute expérience acquise, une organisation de haut titre, un caractère supérieur, INTÉGRALEMENT DÉVELOPPÉ, ce qui suppose la connaissance approfondie du passé social, du présent, et, par suite, la prévision sûre, ou du moins régulièrement conjecturale, d'un avenir dans lequel les nombreuses découvertes déjà réalisées nous permettent de plonger un regard sûr sans sortir des bornes modestes que la Providence impose à notre pouvoir individuel. Toute science qui ne s'appuie pas sur ces qualités fondamentales est fatalement frappée d'impuissance.

Le rapport absolu, nécessaire, de ces exigences avec les vraies conditions du diagnostic médical, résulte de la coïncidence, dans un état maladif donné, des causes dérivant de l'organisation du sujet avec celles dérivant de la position sociale, de l'éducation, etc. etc.

La variété infinie des cas que cette coïncidence entraîne met le médecin dans l'obligation de ne jamais être pris au dépourvu, et de se trouver en état de dominer à la fois, par l'élévation de sa science et de son caractère, les phénomènes les plus simples et les plus complexes. Nous voyons ici, déjà, ressortir la nécessité d'une médication aussi variée dans ses procédés et ses ressources, que la nature même des maladies qui la sollicitent.

De ces diverses considérations, il est facile de s'élever jusqu'à la détermination des causes positives qui empêchent que la science ne soit encore fixée sur ce chapitre important de la nosologie. Il est clair que la cause fondamentale est l'absence d'une loi de composition qui établisse d'une manière précise la nature spéciale et la hiérarchie des diverses facultés humaines; en un mot, qui coordonne et relie entre elles, par une chaîne régulière et continue, les parties encore isolées et hostiles de la science de l'homme et de la société.

La médecine, qui embrasse et résume, particulièrement en ce qui concerne les maladies mentales, les éléments les plus élevés de la science générale, est donc condamnée à tourner dans un cercle perpétuel de tâtonnements et d'erreurs souvent déplorables, tant que la science philosophique de l'homme et du milieu social où il est destiné à vivre ne sera pas définitivement constituée. Est-il possible, dans l'état actuel de nos connaissances et de nos découvertes, d'arriver à la constitution définitive de cette science? Nous nous prononçons pour l'affirmative. C'est ici que se fait sentir l'importance absolue d'une méthode exacte.

Toute question bien posée est à moitié résolue; or, ce qui est nécessaire et vrai pour les sciences fixes l'est à plus forte raison pour les sciences livrées encore aux tâtonnements de l'incertitude.

Ne voyons-nous pas, en effet, dans le principe qui servit de base à la synthèse de Leibnitz (harmonie préétablie), reparaître le fatalisme antique sous une autre forme, bien propre sans doute à rallier certaines intelligences peu difficiles, par une conformité apparente de la raison avec la foi que ce système tendait à démontrer, mais incapable de satisfaire les esprits sérieux qui veulent pénétrer au fond des choses. L'erreur fondamentale du philosophe allemand provient de ce que la nature passionnelle n'existe pas pour lui, et par conséquent sa philosophie manque de base vivante. De plus, la puissance virtuelle de l'homme, et son initiative dans la partie de la création dont il est le roi, est constamment méconnue dans ce système: de là, ses conclusions fausses et dangereuses.

La méthode de Bacon, quoique bien supérieure dans la pratique à celle de Leibnitz, a conduit et conduit encore chaque jour à des conclusions plus fausses et plus dangereuses. Cette méthode, si sûre dans sa marche, tant que nous ne sortons pas du domaine de l'analyse, et qu'il s'agit simplement de diviser soit les molécules d'un corps, soit les faits et les idées dont l'ensemble constitue un tout homogène, mais circonscrit dans les limites du monde matériel, révèle aussitôt son insuffisance et ses dangers, lorsqu'on entreprend de l'appliquer en l'absence du principe supérieur qui domine l'universalité des phénomènes physiques et moraux que la création présente à nos regards.

Remonter de l'effet à la cause, passer du simple au composé, du connu à l'inconnu, c'est là, dans le domaine de la matière, une opération en quelque sorte mécanique où l'intelligence, livrée à ses seules forces, peut très-bien arriver, sans le secours d'un axiome suprême, à la détermination des lois générales et particulières dont la découverte fit faire des progrès si rapides aux sciences physiques et naturelles. A part les tâtonnements, l'incertitude et le gaspillage d'énergie inséparable de tout effort qui n'est pas éclairé par le flambeau d'une haute croyance scientifique, les résultats d'une telle méthode pourront toujours à la longue revêtir un caractère assez positif pour qu'il soit permis de les ranger au nombre des produits de la pensée désignés sous le nom de *science régulière.* Personne n'osera contester à l'histoire naturelle, à la physique expérimentale, à la chimie, etc., le titre glorieux que voudraient en vain s'arroger les connaissances morales et politiques dans l'état de confusion où nous les voyons aujourd'hui; bien que les conclusions de nos physiciens et de nos chimistes soient fort souvent contradictoires, ils sont parvenus néanmoins, sans sortir de la méthode empirique, à réaliser de précieuses découvertes dont l'utilité, chaque jour démontrée dans le champ de la pratique, ne permet de contester ni la réalité ni l'importance; mais là s'arrête la puissance de l'instrument que nous a légué Bacon. Si nous le transportons dans le domaine de la psychologie et de la métaphysique, il ne saurait nous conduire qu'à des conséquences étroites sans jamais nous permettre de nous élever jusqu'à la conception des lois supérieures qui gouvernent le monde. En effet, si on entre exclusivement dans les vues physiques de ce système, en prenant les données des sens comme point de départ unique de la pensée, il est impossible de ne pas arriver, par un raisonnement rigoureux, au matérialisme en philosophie, au fatalisme en morale et au despotisme en politique. C'est là aussi le phénomène que nous offre cette école représentée par Hobbes, Locke, Barkeley, Gassendi, David Hume, l'Ecossais Thomas Reid, enfin par ce monument gigantesque que les philosophes du 18e siècle ont élevé à la science moderne et où dominent au plus haut degré les tendances essentiellement matérialistes du savant anglais.

Qu'est-il résulté jusqu'à ce jour des divisions et des classifications laborieusement enfantées par la patiente investigation de nos philosophes et de nos médecins psychologues? Un surcroît de torture pour la mémoire des infortunés qui entreprennent la tâche d'accumuler dans leur tête ces stériles et désespérantes nomenclatures. Et si nous avions besoin d'apporter ici des exemples, nous pourrions puiser dans les travaux de quelques célébrités contemporaines des preuves irréfutables que la méthode de Bacon, instrument de progrès dans l'étude de la matière, n'est qu'un instrument d'obscurantisme dans les sphères supérieures de la philosophie, lorsqu'un principe absolu ne dirige pas l'esprit humain dans ses spéculations.

Les écarts de cette méthode proviennent, comme il est facile de le voir, de ce qu'elle est incomplète et manque d'un principe supérieur et absolu ayant l'autorité mathématique d'un axiome accepté par toutes les intelligences, et dont la puissance sur les mouvements de l'esprit doit être exactement analogue à celle du pôle nord sur les mouvements de l'aiguille aimantée.

Quelle sera donc la vraie méthode indiquée à la fois par la raison et l'expérience? C'est sans contredit, du moment que l'homme est sur la terre la créature pivotale à laquelle se rapportent et où viennent aboutir en définitive toutes les découvertes successivement réalisées, de rechercher, avant toutes choses, les lois primitives de son organisation et de son développement dans le milieu social où il doit déployer son activité. N'est-il pas étrange que tous les savants qui ont cultivé les diverses parties de la science médicale aient oublié dans leurs dissertations le seul point qui pouvait les amener à des conclusions lumineuses? Que sert-il de diviser par catégories les phénomèues morbides que l'observation fait découvrir dans l'homme soumis aux diverses influences du milieu social qui l'environne, si nous ne savons pas préciser par avance les causes premières des altérations que nous voulons guérir?

Il est donc nécessaire de s'élever d'abord jusqu'à la conception d'une destinée en rapport avec les diverses facultés qui constituent l'essence de la nature humaine. De cette donnée fondamentale, nous arrivons, par une conséquence invincible, à reconnaître la légitimité dans un but de bonheur individuel et collectif de tous les penchants natifs de l'homme (1).

Avant de déterminer le nombre et la nature de ces penchants et d'établir l'ordre hiérarchique de nos passions natives, tel qu'il dérive d'une observation méthodique de la nature humaine, nous ferons remarquer que les philosophes eux-mêmes ont reconnu les vices de leurs méthodes, et par conséquent l'impossibilité d'arriver par leur secours à la connaissance intégrale de l'homme.

« Tous nos faux jugements, dit Descartes, proviennent de ce que

(1) Si on examine avec une attention scrupuleuse les êtres animés ou inanimés, on arrive à formuler les propositions suivantes, qui sont des axiomes pour quiconque admet un Créateur bon, juste et puissant :

1° Tous les êtres ont reçu les organes, les forces et aussi les stimulants dont ils avaient besoin pour accomplir leurs destinées.

2° Il y a économie de ressorts à l'endroit des animaux comme à l'égard des autres êtres, puisque nous ne remarquons en eux aucun organe, aucun instinct inutile, et que, bien plus, les stimulants leur sont retirés quand la tâche qu'ils ont mission de faire exécuter est accomplie.

De ces deux propositions découle naturellement une troisième, qui est un corollaire évident des deux premières :

3° Les besoins et la destinée d'une créature quelconque sont toujours dans un rapport exact, de sorte qu'on peut découvrir un des termes, la destinée par exemple, quand on connaît l'autre terme, les besoins.

Les forces, les instruments et les stimulants que l'homme a reçus pour accomplir sa destinée sont : la force musculaire, et un *instrument matériel*, la main, instrument admirable avec lequel il peut remuer de très-lourds fardeaux et façonner les objets les plus délicats ; un *instrument immatériel*, la mémoire, faculté étonnante qui lui donne la possibilité d'acquérir de l'expérience, de perfectionner ses travaux et de faire profiter les autres hommes de ses progrès.

nous prenons ou acceptons pour vraies des choses dont nous n'avons pas assez de connaissance. »

« Au lieu d'observer, dit Condillac, les *choses* que nous voulions connaître, nous avons voulu les imaginer : de supposition en supposition fausse, nous nous sommes égarés parmi une multitude d'erreurs; et ces erreurs étant devenues des préjugés, nous les avons prises pour des principes. Nous nous sommes donc égarés de plus en plus; alors nous n'avons su raisonner que d'après les mauvaises habitudes que nous avions contractées. L'art d'abuser des mots, sans les bien entendre, a été pour nous l'art de raisonner. Quand les choses en sont venues à ce point, quand les erreurs se sont ainsi accumulées, il n'y a qu'un moyen de remettre l'ordre dans la faculté de penser : c'est d'oublier

---

Enfin, les passions ou ressorts de l'âme, dont nous ferons plus loin l'énumération et l'analyse.

Mais, de tous les dons que l'homme a reçus, le plus merveilleux est, sans contredit, l'*intelligence*, principe divin, à l'aide duquel nous découvrons et mettons à profit les lois de la nature, que nous nous efforçons sans cesse de pénétrer, car nous sommes possédés d'un désir insatiable de connaître.

Il n'est point de stimulant inutile; tous ont un but, une tâche, à faire exécuter. Or, la destinée d'une créature n'étant rien autre chose que l'ensemble des tâches qui lui sont confiées par la Providence, il s'ensuit que quand un être accomplit sa destinée intégralement, aucun de ces stimulants n'est privé d'exercice et ne cause de douleur; mais, qu'au contraire, tous sont nécessairement exercés, et causent le plaisir; en d'autres termes, une créature remplissant sa destinée trouve l'occasion de satisfaire tous ses besoins, tous ses désirs physiques et affectifs. La créature rencontre le mal, l'ennui, la douleur, lorsqu'elle s'écarte de sa destinée, parce que, en dehors de sa voie, ses besoins, ses penchants, se trouvent inévitablement froissés.

Le bonheur est donc la récompense attachée à l'obéissance aux ordres du Créateur; tandis que la douleur, la souffrance, sont des avertissements destinés à rappeler la créature à ses fonctions. Les douleurs sont d'autant plus vives que l'individu ou l'espèce, si la tâche est collective, s'écarte davantage de sa destinée.

Il devait, au reste, en être ainsi; car Dieu, tout bon et tout-puissant, ne pouvait créer la douleur sans nécessité. Ayant à choisir entre l'attrait et la contrainte, pour faire exécuter ses ordres, le Créateur devait opter pour l'attrait et réserver la souffrance pour les cas d'obstination dans la désobéissance.

tout ce que nous avons appris, de reprendre nos idées à leur origine, et de refaire, dit Bacon, l'entendement humain. » (Condillac, *Logique*.)

« Quelle est donc la faute commise dans les études, quelle est la branche des sciences oubliées ou négligées ? Il en est plusieurs, et notamment celle dont on croit s'être le plus occupé, c'est-à-dire l'*étude de l'homme*. On l'a manquée complétement, tout en croyant l'avoir épuisée : on ne s'est attaché qu'à l'écorce de la science, à l'idéologie et autres *accessoires* bien insuffisants, tant qu'on ne possède pas la science fondamentale ou théorie des ressorts de l'âme » (1).

Ne pouvant donner à cette partie toute l'étendue qu'elle comporte, nous devons nous borner à indiquer la méthode qui est la seule capable de conduire à la solution du problème si important que nous venons de soulever. Cette méthode se trouve dans l'application des aphorismes suivants, que les philosophes donnent pour règle de conduite, mais qu'ils n'ont malheureusement pas suivis dans leurs propres travaux :

1° Explorer en entier le domaine de la science et croire qu'il n'y a rien de fait, tant qu'il reste quelque chose à faire.

2° Consulter l'expérience et la prendre pour guide.

3° Aller du connu à l'inconnu par analogie.

4° Procéder par analyse et synthèse.

5° Ne pas croire la nature bornée aux moyens à nous connus.

6° Simplifier les ressorts dans toute mécanique matérielle et sociale.

7° Se rallier à la vérité expérimentale.

8° Se rallier à la nature.

9° Garder que les erreurs devenues des préjugés ne soient prises pour des principes.

10° Observer les choses que nous voulons connaître, et non pas les imaginer.

11° Éviter de prendre pour raisonnement l'abus des mots qu'on n'entend pas.

(1) Ch. Fourier, *Théorie de l'unité universelle*, 1re partie, 1re notice, chap. 3.

12° Oublier ce que nous avons appris, reprendre nos idées à leur origine, et refaire l'entendement humain.

14° Croire que tout est lié dans le système de l'univers et qu'il y a unité entre ses parties.

15° Spéculer sur l'unité de système.

Peut-être regardera-t-on comme un hors-d'œuvre les considérations philosophiques dans lesquelles nous venons d'entrer; mais ceux qui pensent que la science philosophique n'a point d'action sur la pratique sont évidemment dans l'erreur (1). La science est la seule et véritable puissance à laquelle tout doit se soumettre avec le temps. Déjà, en France, nous voyons à la tête des affaires tous ceux qu'on appelle de nos jours savants ou philosophes. Le règne absolu de l'intelligence se prépare, et la réalisation des idées promulguées par le christianisme n'est pas aussi éloignée qu'on le pense communément. L'application d'une idée est d'autant plus sûre qu'elle est mûrie méthodiquement et développée par la réflexion. « L'homme, dit Schelling, doit être théoriquement bon avant de l'être pratiquement, et c'est dans l'unité de la pensée et de l'action que consiste sa perfection, son essence. »

III.

L'homme a été, jusqu'à nos jours, fort diversement envisagé (2). Cette différence de point de vue, qui trop souvent a dégénéré, comme

(1) « Ce qui retarde nos progrès en fait de maladies mentales, c'est peut-être l'oubli dans lequel les médecins ont paru laisser l'étude et l'analyse de l'entendement humain. Ne nous tenons-nous pas trop bornés à recueillir des faits d'une manière en quelque sorte empirique, et n'avons-nous pas négligé ici les méthodes, les éléments et la marche de toute science positive? » (Pariset, *Rapport sur le traitement moral de la folie ; Bulletin de l'Académie royale de médecine*, t. 6.)

(2) Plater, Schenckius, Ch. Bonnet, Pechlin, M. Donatus, Van Swieten, Smith (*) et quelques autres, avaient déjà tenté une analyse passionnelle plus complète

(*) Smith, *Théorie des sentiments moraux*, etc.

il arrive encore, en opinions contradictoires diamétralement opposées, a produit tant de livres, de systèmes et d'élucubrations de toutes sortes, que vingt existences communes, quelque longues qu'on les suppose, ne suffiraient pas à les parcourir. Aussi, tout esprit véritablement sérieux et observateur préférera-t-il toujours consulter le grand livre que la société vivante ouvre incessamment à ses regards. Dumarsais disait qu'il entendait en quelques heures, lorsqu'il traversait les halles, plus de tropes et de figures expressives que dans vingt séances d'académie. Ce qui est vrai pour les signes du langage doit l'être, à plus forte raison, pour les sentiments et les passions que ces signes ne font qu'interpréter et traduire au dehors. Nous dirons donc, sans craindre d'avancer un paradoxe, que le philosophe et le praticien qui prennent l'homme pour objet direct de leurs travaux surprendront en un seul jour, à travers les rues de la cité qu'ils habitent, plus de révélations précieuses sur le vrai fond de la nature humaine et le jeu normal de ses facultés, qu'en six mois consumés à s'assimiler la substance des traités qui en exposent la théorie.

Parmi les penseurs qui ont consacré leurs veilles à fournir des matériaux à la science, les uns analysent l'homme, abstraction faite du milieu social où son activité se déploie; les autres, au contraire, prennent ce milieu pour point de départ absolu, et prétendent déter-

---

que celle fournie par les philosophes qui les avaient précédés. Crichton (*) s'éleva à un point de vue plus étendu que le physicien et le moraliste, en considérant les passions humaines comme de simples phénomènes de l'économie animale, sans aucune idée de moralité ou d'immoralité, et dans leurs rapports simples avec les principes constitutifs de notre être, sur lesquels elles peuvent exercer des effets salutaires ou nuisibles. Mais, de tous les observateurs qui ont tenté une pareille analyse, aucun ne l'a traitée, à notre avis, d'une manière aussi logique, aussi complète et aussi lumineuse que Ch. Fourier, l'auteur de la *Théorie de l'unité universelle* (**).

(*) Crichton, *An inquiry into the nature and origine of mental derangement*, etc.; London, 1798.

(**) Ch. Fourier, *Œuvres complètes*, 8 vol. in-8°; Paris, 1808-1846.

miner *a priori* la destination ultérieure de l'âme et du corps, d'après les combinaisons qui frappent leurs regards, et dont la résultante intellectuelle et morale engendre précisément ces déplorables divergences, etc. etc., qui les sollicitent à grossir chaque jour la masse déjà si énorme des controverses imprimées. Il est impossible qu'une telle déraison spéculative puisse jamais donner naissance, nous ne disons pas à des découvertes *pratiques* qui aient la force de convaincre et de rallier instantanément les individualités indépendantes, mais simplement à des conclusions quelque peu sérieuses. L'homme ne sera jamais compris, et partant les véritables lois de son développement régulier, dans une société donnée, échapperont toujours aux recherches de l'investigateur, si ces deux termes de la grande synthèse, l'*homme primitif* et l'*homme civilisé*, sont envisagés séparément, et parqués, si nous pouvons employer ce mot, chacun dans un domaine exclusif, d'où il repousse les transactions *avec horreur* et se préserve de tout contact par une barrière infranchissable. L'homme primitif n'est pas plus l'homme normal que le civilisé, tel que les moralistes se sont plu à nous le peindre, et tel qu'il s'offre trop souvent, il faut le dire, à l'examen d'une analyse consciencieuse, n'est l'homme réel que la civilisation a déjà produit et qu'elle a certainement puissance de produire encore. L'homme, on ne cesse de nous le dire, n'est pas un être simple, mais un être *composé*. Ce dernier terme tranche la difficulté principale, et s'il ne nous donne pas la solution du problème, il a du moins l'avantage de le bien poser ; c'est déjà beaucoup. Il ne s'agit plus désormais que de s'entendre sur le sens positif et intégral du mot *composé* que les écrivains controversistes emploient tous également dans leurs discussions contradictoires ; mais là commence aussi la tâche véritablement sérieuse. Entre l'homme, moule vivant ou mécanique à douze passions radicales qu'il s'agirait tout uniment d'engrener, dans un milieu architectural, avec d'autres moules de son espèce, et l'homme *pure intelligence servie par des organes,* il y a toute une vaste série de *moules* intermédiaires dont la création et le perfectionnement, résultat du travail intérieur de l'individu sur ui-même dans ses continuels rapports avec ses semblables, ne sont possibles qu'à la condition d'une lutte permanente avec nos passions inférieures; ce qui présuppose une tendance native de la nature humaine à laisser prédominer ces dernières, toutes les fois qu'elle ne se sent pas fortement stimulée par des excitations généreuses. Ce phénomène, qui nous explique les cruelles aberrations du sauvage et du barbare, et que nous retrouvons, avec les signes d'une déchéance plus manifeste et plus hideuse encore, jusqu'au sein de nos civilisations si fières de leurs découvertes et de leur sociabilité raffinée, nous permet de circonscrire, dans leurs justes limites, les influences réciproques des organisations natives et de la gymnastique intellectuelle et morale qui doit tendre à en modifier et parfois à en comprimer les tendances.

L'homme, en sa qualité de créature essentielle et souveraine, après Dieu, dans le grand mécanisme de l'univers, résumant en lui tous les principes de la nature universelle (1), ne saurait jamais remplir ni même discerner sa vraie fonction dans l'ensemble, s'il n'avait pas, au préalable, subordonné ces principes en lui-même et vigoureusement discipliné les passions qui les mettent en jeu.

La nature humaine est si transparente pour qui l'examine attenti-

---

(1) Il y a dans la nature trois principes éternels :

DIEU (ou l'intelligence), *principe actif et moteur ;*

LA MATIÈRE, *principe passif et mû ;*

LA MATHÉMATIQUE (ou justice intégrale), *principe neutre et arbitral.*

Les attributions primaires de Dieu, que l'homme créé à son image doit refléter dans le domaine soumis à son pouvoir, sont :

Economie de ressorts ; — Justice distributive ; — Universalité de Providence ; — Direction intégrale du mouvement général (attribution radicale) ; *Unité de système* (attribution pivotale). Pour que l'harmonie existe, les conditions suivantes doivent être réalisées : *Unité (interne et externe) de l'homme avec lui-même, avec l'univers et avec Dieu.*

Un homme de génie longtemps méconnu, et dont les découvertes sont acceptées aujourd'hui par les plus hautes intelligences, Ch. Fourier, a traité toutes ces questions avec une autorité scientifique incontestable ; nous renvoyons, pour la démonstration théorique et les applications, à ses ouvrages, qui se trouvent à la librairie Sociétaire, rue de Beaune, 2, à Paris.

vement et sans théorie préconçue, que nous nous croyons permis d'imputer aux préjugés d'une éducation vicieuse toutes les erreurs, quelles qu'elles soient, qui ont été débitées depuis l'origine du monde sur cet éternel sujet de nos élucubrations philosophiques.

Les *voiles d'airain* (1), qui ne sont pas encore déchirés sans doute, puisque les hommes ne semblent pas encore disposés à changer leur manière de vivre, n'existeront jamais pour celui qui, franchement animé du désir de réformer les choses, saura s'affranchir des préventions ridicules, et surtout voudra sérieusement découvrir et faire disparaître en lui-même les défectuosités qu'il sait si bien remarquer dans ses semblables. Avons-nous donc besoin d'une pénétration surhumaine pour nous apercevoir d'abord que, à de très-rares exceptions près, nous sommes généralement dominés par la fatalité de nos positions personnelles, et que notre premier devoir, si nous voulons obtenir des résultats concluants, est de nous dépouiller avant tout des inspirations d'un individualisme qui nous poursuit jusque dans nos spéculations les plus transcendantes?

Le style est l'homme. Cet aphorisme est beaucoup plus vrai que Buffon ne voulait le faire entendre en écrivant son magnifique discours, car il ne l'appliquait qu'au choix et à l'arrangement des mots

---

(1) «Ce que je sais, c'est que je ne sais rien; j'espère qu'un jour la lumière descendra.» (SOCRATE.)

«La plupart de nos opinions, voire les plus saintes et les mieux accréditées, sont fausses et erronées, et, qui pis est, la plupart incommodes à la société humaine.» (CHARRON.)

«Que sais-je?» (MONTAIGNE.)

Montrez l'homme à mes yeux: honteux de m'ignorer,
Dans mon être, dans moi, je cherche à pénétrer;
Mais quelle épaisse nuit voile encor la nature!
(VOLTAIRE.)

Un jour viendra où les lumières les plus inespérées, où les harmonies les plus sublimes, ne seront qu'un jeu pour l'esprit humain dirigé par des méthodes plus exactes. (BERNARDIN DE SAINT-PIERRE.)

et non à l'ensemble des idées dont cet arrangement est la parure, et qui, combinées avec lui, complètent le sens réel que nous devons donner à cet axiome du grand naturaliste. Parcourons, en effet, les écrits de tous les plus fameux philosophes qui, depuis l'antiquité jusqu'à nos jours, ont eu la prétention de régenter l'espèce humaine, il n'en est aucun qui n'ait réellement plus ou moins essayé de la façonner à son image. Cela seul eût suffi pour faire avorter leurs conceptions...

Si nous examinons l'homme tel qu'il se montre en nous et tel que nous pouvons l'observer dans nos semblables, il nous apparaît sous le double aspect d'un être intelligent et libre, doué, d'une part, de passions et de besoins primitifs dont les exigences sont d'autant plus impérieuses qu'ils seront moins équilibrés par la puissance du savoir; et surdominé, d'autre part, par un sentiment inné de dignité personnelle qui, faussé par une éducation vicieuse ou dégradé par l'ignorance, dégénère en ce vice que nous désignons sous le nom général d'*orgueil*. Les variétés du sentiment, et par suite du vice qu'il engendre, sont aussi nombreuses qu'il existe d'individus sur la terre, et c'est ce qui fait dire à tant de moralistes que sa vraie physionomie est insaisissable : de là leur embarras et la vanité de leurs efforts lorsqu'ils entreprennent d'y trouver un *remède*. Ce remède est d'autant plus difficile à découvrir, en l'absence des conditions régulières du développement des facultés individuelles, que ce que nous appelons *orgueil* chez les uns est parfois le sentiment exquis et raisonné des convenances, et que ce qui nous semble *modestie, simplicité* chez les autres, peut n'être souvent qu'une manifestation déguisée de l'orgueil. Toutes nos illusions, sous ce rapport, dérivent du mouvement irréfléchi qui nous fait observer les choses du point de vue de notre organisation particulière, modifiée dans ses tendances par les intérêts d'une position donnée. Une seule de ces causes fatales suffit déjà pour nous induire en erreur; que doit-ce être lorsque, ce qui arrive presque toujours, les deux influences du caractère spécial et de la position occupée se réunissent et conspirent ensemble pour aveugler notre jugement! Nous nous rangeons nous-mêmes dans les diverses catégories des *honnêtes gens* et du *vulgaire*, selon que nous sommes plus ou moins exacts et pénétrants dans l'appréciation des mobiles qui sollicitent et déterminent la tenue extérieure de nos semblables. Cette même aptitude, qui, plus ou moins heureuse ou développée dans chaque individu, sert de criterium aux hommes éminents par la raison, pour préciser et définir les différents degrés de l'honnête, leur fournit encore le moyen de classer, dans la vie pratique, les variétés si nombreuses et par suite les supériorités et les infériorités que nous remarquons en partie, et qui existent bien réellement dans les diverses intelligences.

Ici se manifeste à nous dans toute sa déplorable réalité l'impuissance de notre sociabilité actuelle à présenter immédiatement aux yeux de l'observateur, quelque haute et quelque étendue que nous supposions la portée générale de son esprit, les indications qui lui sont nécessaires pour classer avec une parfaite exactitude tous les sujets soumis à son diagnostic. Mais cette lacune immense de notre civilisation, loin de nous empêcher d'arriver théoriquement à la connaissance approfondie de l'homme, nous offre, au contraire, des matériaux surabondants pour constituer la science, et par suite pour décrire *a priori* toutes les causes possibles d'aliénation mentale.

L'homme, avons-nous dit, est un être intelligent et libre, doué de passions et de besoins primitifs, dont l'empire varie suivant le degré de son développement moral; l'homme, avons-nous dit encore, quelle que soit sa fonction dans la vie, est soumis à l'influence d'un instinct puissant que nous avons nommé *sentiment de dignité personnelle*, et qui, diversement modifié par les circonstances sociales qui l'environnent et agissent sur lui, dégénère en un vice réel qui est une source féconde d'anarchie morale et de divisions dans les rapports de famille, etc. etc. Si nous transportons maintenant l'être que nous avons ainsi défini au sein d'une association matériellement réglée, mais complétement incohérente, quant à l'essor des besoins sensuels, affectifs et intellectuels qui font l'homme tout entier, dans son existence animique ou ses rapports de sociabilité, nous pourrons facilement déduire les effets généraux d'une juxtaposition où rien n'est prévu pour prévenir ou régulariser certains phénomènes passionnels qui naissent forcément du choc de tous ces besoins si complexes dont l'expansion acquiert un degré d'énergie toujours proportionnel au développement de la civilisation régnante.

Sans adopter le système absolu d'une législation préétablie qui précise et limite l'emploi des divers ressorts de l'âme, nous comprenons sans peine que l'homme primitif, une fois débordé par l'extension du milieu général (et il est débordé du moment que les sciences et les arts ont réalisé leurs découvertes essentielles), il n'y a plus d'équilibre possible entre la simplicité des besoins inhérents à l'état dit *de nature* et la multiplicité des appâts qu'une société raffinée présente sans cesse aux regards de la foule que son destin infime éloigne du banquet des jouissances élevées ou délicates, apanage exclusif des heureux du jour. De là, la nécessité d'un enseignement intellectuel et moral qui révèle à l'esprit de la masse déshéritée les vrais rapports de sa condition avec les diverses positions de fortune, de dignités, etc. etc., auxquelles elle ne saurait ne pas porter envie, et qui lui enseigne, en outre, les moyens d'atteindre au but de ses désirs ambitieux ou de suppléer à leur satisfaction immédiate par l'exercice et la direction raisonnée des facultés que tout individu reçoit de la nature en arrivant à la vie. Ce même enseignement, qui se nomme avec plus de justesse *éducation*, et qui a pour but spécial la création et le perfectionnement des types moraux destinés à servir d'intermédiaires entre l'homme primitif et les progrès successifs que l'intelligence réalise dans les trois sphères de besoins qui les mettent en jeu, a pour but encore de discipliner ou moraliser toutes les autres facultés qui se révèlent au dehors à mesure que notre âme grandit et se développe. Les bases de ces facultés sont connues de chacun de nous, puisque chacun de nous les porte en lui-même ; et si nous jugeons à propos d'en exposer ici la série, c'est qu'elle doit jeter une vive lumière sur le problème capital dont la solution est encore si chargée de ténèbres que nous devrions désespérer de l'entrevoir jamais, si nous prenions pour guides les spécialistes qui nous ont devancé dans la carrière.

Voici par ordre de succession naturelle les besoins ou passions qui, avec nos cinq besoins sensitifs, engendrent, dans le cours de notre existence, toutes les actions et toutes les pensées bonnes ou mauvaises de chacun de nous ; que l'essor de notre volonté soit individuel ou confondu dans un mouvement collectif : *amitié, amour, ambition, sentiment de la famille ou parenté, besoin de variété* dans les travaux et les plaisirs, *besoin de rivalité,* enfin *besoin de charme* ou *d'enthousiasme* composé des sens et de l'âme.

Nous n'avons donné là, comme il est facile de le voir, que les germes des besoins supérieurs qui ne peuvent se manifester avec toute leur puissance d'expansion que dans les plus hautes sphères de la sociabilité générale (1).

---

(1) Les stimulants ou passions radicales de l'homme proviennent des sentiments suscités par les objets extérieurs et de ceux occasionnés par la sociabilité.

Les rapports de l'homme avec la nature donnent naissance à cinq passions qui proviennent de l'action de la *vue*, de l'*ouïe*, du *goût*, de l'*odorat* et du *toucher*. Ces passions, appelées *sensitives*, correspondent à notre organisation personnelle, et nous font désirer, à l'intérieur, la *santé*, ou la satisfaction des besoins organiques, et à l'extérieur, la richesse, le *luxe*, ou les moyens de satisfaire les besoins physiques. Ces cinq passions, qui se modifient par leurs mélanges, ont pour principe un pivot, l'*amour de soi*, ou le plaisir de vivre.

Nos sens, comme nos autres facultés, sont perfectibles par l'exercice. Le Créateur nous fait connaître par là qu'il veut que nous exercions toutes nos facultés.

Nos sens deviennent plus exigeants à mesure qu'ils trouvent les moyens de se satisfaire ; et il en est évidemment ainsi, afin que nous soyons excités sans cesse à tout perfectionner : nos campagnes, nos habitations, nos vêtements, et presque tout ce qui nous environne, par les exigences de la *vue* ; les langues, la musique, par les exigences de l'*ouïe* ; les fleurs, par celles de l'*odorat* ; les fruits, les plantes, les animaux, par celles du *goût* ; nos vêtements et nos meubles, par celles du *tact*.

Les rapports de l'homme avec ses semblables donnent naissance à quatre espèces de passions : l'*amitié*, ou le lien qui attache un homme à un autre par affi-

Nous trouvons, en suivant leur marche dans ce nouveau monde, indépendamment d'un raffinement corrélatif de besoins sensuels et affectifs, une série nouvelle de besoins élevés qui peuvent être pré-

---

nité caractérielle ou corporative; l'*ambition*, qui naît du rapport qui existe d'homme à homme par la différence et l'inégalité d'aptitude, par la coopération à des travaux différents d'ordres supérieurs ou inférieurs; l'*amour*, qui résulte du rapport qui se trouve entre les sexes; et enfin, la *famille* ou *parenté*, qui provient du lien de consanguinité ou cooriginel. Ces passions, appelées *affectives, animiques, sociales, sympathiques*, ont pour principe l'amour-propre, qui nous porte à désirer d'être aimé de nos semblables.

Les trois stimulants dont il nous reste à parler pour compléter la série sont puissants, incompressibles, indomptables; ils ont été regardés comme des vices par beaucoup de philosophes et de moralistes qui, ne découvrant pas leur utilité, la niaient, bien moins sages en ce point que les médecins qui ne niaient pas l'utilité de la rate, du thymus, de la glande thyroïde et de quelques autres organes dont ils ne pouvaient cependant trouver la fonction. Ces trois passions, appelées *distributives*, parce que leur mission incontestable est de distribuer, d'organiser l'emploi de notre force physique ou intellectuelle, sont :

Le *besoin de rivalité* ou ce besoin d'intrigue, de lutte, qui porte l'individu, l'escouade, le bataillon, à redoubler d'efforts, à faire parfois des prodiges pour surpasser, pour vaincre les individus, les escouades, les bataillons rivaux. Ce stimulant crée, dans tous les temps, l'esprit de corps et les jalousies nationales; il soutient encore l'ardeur des écoliers et des artistes. C'est pour l'esprit humain un besoin si impérieux, qu'à défaut d'intrigues réelles, il en cherche avidement de factices au jeu, au théâtre, dans les romans. Fourier l'appelait le *sel mental des actions humaines*.

Il ne faut pas confondre la rivalité avec la lutte : la faculté d'émulation porte au travail; la lutte porte au désordre et à tous ses tristes résultats.

Le *besoin de changement* existe, comme tous les autres stimulants, chez chacun de nous, mais à doses bien différentes. Il est tellement développé chez certaines personnes, qu'un plaisir prolongé pendant quelques heures devient pour elles un supplice.

Ce stimulant, comme les précédents, cause de grands désordres physiques et moraux lorsqu'il ne peut s'exercer, témoin tant de personnes pour lesquelles une occupation *toujours la même* devient insupportable, au point que, pour s'y

cisés par des appellations très-claires et très-distinctes, sans qu'il soit nécessaire de recourir au néologisme. Le vocabulaire de l'Académie a depuis longtemps examiné et défini les aspirations de l'intelligence que

---

soustraire, elles négligent leurs devoirs les plus essentiels, elles compromettent leurs plus chers intérêts : témoin les maladies nombreuses et les difformités dont sont accablés les travailleurs de tous les métiers dans lesquels le *besoin de changement* se trouve comprimé.

Ce stimulant fait aujourd'hui le malheur d'une foule de personnes ; il était cependant nécessaire pour exciter l'homme à exercer, et par conséquent à perfectionner tous ses organes, à cultiver et à développer toutes ses vocations, que le Créateur lui a données nombreuses, afin qu'il ne demeurât jamais oisif.

Enfin, l'*enthousiasme* est ce charme que trouve à l'exécution d'une œuvre quelconque une réunion d'hommes passionnés pour une même pensée, marchant vers un même but. Ce stimulant, agissant sur les masses, donne une puissance surhumaine aux efforts de l'homme ; il centuple les forces des armées, et leur fait surmonter tous les obstacles avec une merveilleuse rapidité ; il fait opérer des prodiges aux travailleurs réunis à la hâte pour arracher à une mort affreuse un Coffin ou un Dufavel ; il soutient l'ardeur d'une population occupée à éteindre un incendie, ou à réparer des digues dont la rupture occasionnerait de terribles inondations.

De même que nous voyons dans le phénomène de la lumière que les physiciens ont vulgarisé par de savantes expériences, le rayon blanc être formé de tous les rayons colorés du spectre solaire, de même aussi de l'accord, de l'harmonie de tous les sentiments, de toutes les passions, résulte un sentiment qui les résume tous : il est appelé *unitéisme, sentiment religieux, bonheur.*

Il n'existe aucun rapport entre la croyance à une des religions positives (fondées sur l'opinion des hommes) et le sentiment religieux dont nous parlons. Par sentiment religieux, nous n'entendons pas la foi que l'on donne, ou plutôt que l'on reçoit toute formée, à des dogmes et à un culte particuliers, exclusivement à tous les autres. Les opinions religieuses varient suivant les siècles, suivant les nations, et même suivant les individus. Quoique soumis à une même religion, chacun modifie sa croyance nationale suivant son caractère, ses préjugés, etc., et il n'existe peut-être pas deux opinions religieuses parfaitement semblables chez les hommes. Le sentiment religieux dont nous parlons est le même dans tous les temps, dans tous les lieux, et chez tous les hommes qui l'éprouvent.

C'est ce sentiment qui ne nous permet d'être parfaitement heureux qu'à la

nous divisons en besoins *scientifiques*, besoins *artistiques*, besoins *religieux* et besoins *moraux*. Ces aspirations, dont l'influence grandit en raison de nos progrès sociaux et du perfectionnement général de l'individu, doivent élargir, nous le concevons, le domaine et la puissance de l'éducation modificatrice au point de lui conquérir le premier rang dans la science de l'homme, dès l'instant où elles se sont traduites au sein de l'organisation politique sous des formes extérieures qui puissent correspondre avec assez d'exactitude aux exigences de la raison contemporaine. Jusque-là, l'essor des passions, emprisonné dans les limites du monde matériel, s'appuyait sur une base qui garantissait des chutes profondes l'âme emportée dans l'espace par les excentricités de la fantaisie. Rarement les sens, si la constitution de l'individu est saine, subissent, dans l'état sauvage, ces perturbations extraordinaires qui suivent si fréquemment dans les civilisations avancées l'exercice forcé de l'intelligence s'évertuant à combiner des moyens de fortune rapide (1), ou travaillant à bâtir, sur un préjugé dont elle se

---

condition que notre famille, nos amis, le genre humain tout entier, le soient également; qui nous fait souffrir des douleurs d'autrui, de celle des animaux eux-mêmes; qui nous porte à aimer la justice, l'ordre, le beau, le vrai; qui nous fait désirer d'être en harmonie avec la création entière, avec le Créateur; en un mot, le *sentiment religieux* relie l'homme à l'humanité, à l'univers et à Dieu.

Ce besoin est, sans contredit, le plus noble, le plus sublime des attributs humains; il nous sépare, d'une manière tranchée, de toutes les autres créatures terrestres.

(1) Par suite du défaut d'une organisation favorable à l'essor et à l'harmonie des stimulants humains, l'homme qui a les besoins et les désirs les plus impérieux à satisfaire se trouve souvent plongé dans l'*indigence*, tandis que celui chez lequel les stimulants sont peu exigeants et en petit nombre, meurt d'ennui au sein des grandeurs et de l'opulence. Jules César, parvenu au trône du monde, se plaint de n'y trouver que le vide.

Madame de Maintenon ne trouve, même au faîte de la puissance, qu'un vide affreux, une inquiétude, une lassitude, une envie de connaître autre chose.

Si l'on est dévoré d'ennui quand on est parvenu au faîte des grandeurs, que

fait un principe, le pénible échafaudage d'une argumentation ténébreuse.

La pensée du sauvage, comme celle de tous les individus que le hasard de leur naissance a rapproché de la nature primitive, jaillit directement des besoins simples, et ces besoins, pour se satisfaire, n'exigent jamais l'entremise d'un raisonnement compliqué. Ici, bien plus justement que pour l'improvisation de nos orateurs, il est permis de dire que la passion, la pensée et la parole sont contemporaines. Cette triple simultanéité se peint merveilleusement dans l'idiome du sauvage, composé presque en entier de monosyllabes qui ne désignent jamais qu'une ou plusieurs qualités des objets, et où le verbe, ce lien rigoureusement nécessaire pour joindre les deux termes de la plus simple proposition, n'existe même pas dans sa réalité vivante.

Ce phénomène, qui se modifie progressivement à mesure que les sociétés se *civilisent,* c'est-à-dire augmentent avec la somme de leurs

---

doit-il arriver dans le cas où l'ambition est constamment frustrée? On voit l'immense majorité des hommes se consumer en efforts d'intrigue, sans pouvoir atteindre aux emplois ni à la fortune, et tomber à la fin dans l'apathie et le dégoût de la vie.

Le savant chimiste Fourcroy mourut, dit-on, de regret, en voyant donner à M. de Fontanes la place de chef de l'Université. Sir Samuel Romilly tomba dans le désespoir et le suicide dans un accès de fièvre, après avoir manqué la place de chancelier donnée à M. Abbot.

Examinez vingt pères de famille pris au hasard, on en voit dix-neuf pour qui le besoin de fortune est un supplice perpétuel.

Nous avons dans notre propre famille un exemple bien triste de ce douloureux martyre qui règne partout: c'est un oncle chez qui ce stimulant, joint à l'amour de la famille, était si vif, qu'il n'a pu survivre à la perte d'une fortune acquise avec beaucoup de peine, et qu'il espérait transmettre intacte et même considérablement augmentée à ses nombreux enfants. Les consolations ne pouvaient rien sur cette nature délicate si violemment froissée par ce coup terrible et inattendu. Que de regrets cuisants n'éprouve-t-on pas à la vue de tels malheurs lorsque, connaissant le remède, on se trouve dans l'impossibilité d'en faire l'application!

besoins les idées et les expressions destinées à les traduire, porte un caractère si frappant de révélation supérieure, qu'il serait possible de déterminer approximativement, avec l'idiome d'une nation donnée, tous les genres et toutes les variétés d'aliénations mentales que cette nation vit éclore en son sein. Les trois langues qui résument toutes les civilisations du monde ancien et du monde moderne, seraient à coup sûr, sous ce rapport, pour le médecin psychologue, une mine inépuisable d'observations aussi neuves que concluantes. La seule observation qu'il nous semble à propos d'en déduire ici, c'est que la justesse des pensées et la netteté de l'intelligence, dépendant en très-grande partie de la perfection relative des idiomes, et cette perfection relative résultant d'un rapport complet entre le nombre et la portée imitative des expressions dont ils se composent, et le nombre aussi bien que l'étendue des idées et des besoins dont elles doivent être la peinture exacte, nos civilisations modernes devront déjà, pour cela seul, nous offrir une quantité et une variété prodigieuse d'aliénations mentales que les anciens ne purent pas connaître.

Une étude même superficielle des langues savantes de l'antiquité nous fait découvrir, sur-le-champ, qu'elles sont un assemblage d'intonations primitives rigoureusement calculées sur les rapports des choses; notre langue française, au contraire, la plus parfaite assurément de toutes les langues aujourd'hui parlées, porte encore et portera toujours avec elle, jusque dans ses combinaisons les plus heureuses, les tristes livrées de cette barbarie septentrionale qui vint métamorphoser en un informe chaos les plus merveilleux édifices de la pensée humaine. Que sera-ce donc de la langue anglaise?

Si nous joignons à cette source intarissable de déceptions intellectuelles les excitations tumultueuses des innombrables besoins incessamment éveillés dans les âmes par les développements progressifs d'une industrie gigantesque que l'individualisme régnant affranchit de tout contrepoids régulateur, nous sommes amenés à concevoir et à nous expliquer cette contradiction apparente qui confond les esprits sans portée, de l'accroissement continu des affections mentales se multipliant au sein des nations modernes en raison directe de leurs progrès sociaux. Les statistiques sont là pour nous prouver que les sociétés française et anglaise, les plus avancées, sans contredit, des sociétés européennes, fournissent, année commune, proportionnellement au chiffre de leur population, un contingent d'aliénés de beaucoup supérieur, par le nombre et la variété des cas, à celui de tous les autres peuples actuellement disséminés sur la surface du globe. Une autre particularité non moins importante et non moins décisive, c'est que l'immense majorité des individus atteints de folie, *dégrossis* par les premiers éléments d'une éducation ordinairement confuse et imprévoyante, et plus ignorants par cela même que les simples enfants de la nature brute, ne doivent leur fatale dégradation qu'à l'absence de tout équilibre entre une ou plusieurs passions (nous donnons à ce mot son sens normal et légitime), que cette vicieuse éducation a démesurément développées, et la somme du savoir qui doit en régulariser l'essor. Les statistiques sont encore là pour donner à cette observation précieuse la sanction positive d'une irréfutable authenticité !...

Nous voyons ici se poser devant nous, dans toute sa majestueuse largeur, la question si profonde et si complexe du développement mesuré et de la direction raisonnée des intelligences, envisagées dans leurs rapports avec les grandes découvertes de la science acquise et les nécessités pratiques de la société contemporaine. Il ne nous appartient pas d'aborder un si haut problème, qui sortirait du cadre, déjà bien assez vaste, où nous devons nous circonscrire pour ne point perdre de vue l'objet spécial de notre thèse. Une fois que nous sommes arrivés à comprendre que l'homme véritablement complet et conforme aux vues du Créateur est celui dont les besoins matériels, affectifs et intellectuels, régulièrement développés, sont tenus dans un juste équilibre par une discipline savante, dont la compréhension doit toujours se mesurer aux progrès sociaux accomplis, nous sommes bien près de lever le voile qui cache le secret terrible que nos plus renommés spécialistes ont renoncé à découvrir.

Il est manifeste que la pleine régularité des fonctions intellectuelles, résultant d'un rapport parfait entre les facultés de l'individu, la position qu'il occupe dans le monde, et la qualité de l'éducation qui lui enseigne à diriger son activité, à moins d'admettre que toutes les organisations se ressemblent, et que tout est, aujourd'hui, *pour le mieux dans la meilleure des sociétés possibles;* nous devons naturellement conclure qu'il existe *a priori* un principe supérieur d'ordre universel, dont la connaissance est absolument nécessaire au praticien philosophe qui veut plonger un regard sûr dans les ténébreux abîmes de la démence. Ce principe, qui n'est autre que la loi primordiale qui préside à la distribution mesurée des tempéraments et des caractères, et, par une conséquence immédiate, qui doit présider à l'organisation normale des divers milieux sociaux où ces caractères et tempéraments sont appelés à fonctionner, nous permet de concevoir, à toute époque donnée, un idéal de société relativement parfaite, à l'aide duquel nous pouvons à la fois préciser les causes premières des désordres moraux et matériels dont l'espèce humaine est affligée, et la nature exacte des déviations particulières que chaque période historique nous présente.

Nous disons relativement parfaite, parce que la perfection absolue implique la découverte et la constitution définitive de toutes les sciences qui correspondent aux facultés intégrales de l'homme, parvenu à son dernier degré de développement individuel et collectif. La comparaison du sauvage avec les types supérieurs ou véritablement équilibrés, que nous rencontrons dans toutes les civilisations avancées, peut nous fournir une idée assez précise et du but qu'il nous faut atteindre, et de la distance qui nous en sépare encore...

Nous n'entreprendrons point ici la définition et le classement des divers caractères qui résultent de la multiplicité des instincts et des passions dont la nature a doté notre âme (1); il nous sera facile ce-

---

(1) La dominance d'une ou de plusieurs passions est ce qui constitue le *caractère* de chaque individu. Le *titre* du caractère s'apprécie par le nombre, la nature et l'intensité des passions dominantes. Il faut au moins deux passions animiques

pendant d'appliquer la loi qui découle de ces tendances à l'appréciation de quelques grandes figures historiques, dont l'examen rapide fera sentir la portée de notre précédente analyse.

Parmi les individualités qui ont fait le plus de bruit sur la scène du monde, il en est quelques-unes qui nous frappent d'abord par la variété complexe de leurs facultés et de leurs passions. Au premier rang de ces éminentes personnalités apparaissent, revêtus de signes qu'il est impossible de méconnaître, Alcibiade et Jules César. A travers les vices qui déparent leur éblouissante nature, ils se révèlent à nos yeux, tout d'abord marqués de ce signe grandiose et complexe qui les appelait, suivant l'occurrence, à transformer heureusement ou à bouleverser le monde.

Ils réunissent, dans une proportion qui n'a pas trouvé son juste équilibre, toutes les passions affectives, surdominées par une ambi-

---

pour former un caractère quelque peu élevé. Un caractère dans lequel les distributives dominent les affectives tourne presque inévitablement au mal dans la société actuelle.

La connaissance des caractères, indispensable pour le bon classement des individus, est aujourd'hui à peu près impossible, tous les caractères étant plus ou moins faussés par les tentatives de répression dont ils sont l'objet dès le jeune âge, et par l'absence de toutes les conditions de leur franc et naturel développement.

Les caractères ne sont pas illimités dans l'espèce humaine; ils sont produits en nombre fixe et déterminé, selon les titres ou natures particulières de passions dominantes qu'ils éprouvent.

Ch. Fourier divise ces caractères en pleins et ambigus: parmi les caractères pleins, qui sont les plus nombreux, il y en a à peu près les deux tiers qui n'ont qu'une seule passion dominante, à laquelle ils rapportent tout. On en trouve beaucoup plus chez lesquels dominent l'ambition, ou l'amour, ou la gourmandise, que la passion de l'ouïe ou de mélodie.

Les personnes douées de ces caractères varient peu leurs goûts, et ont de l'aptitude aux ouvrages de longue durée. Ils sont dans l'échelle des caractères ce que sont les simples soldats dans les régiments.

Pour se distinguer dans le monde, il faut posséder la réunion de plusieurs

tion sans bornes, et le vague instinct d'un principe suprême de sociabilité unitaire, que le milieu social contemporain ne pouvait pas leur offrir sous l'influence d'une éducation républicaine, mutilant l'individu au profit d'un patriotisme barbare.

Néron, Henri IV, si opposés par les résultats de leur existence, nous apparaissent dotés, en mesure parfaitement égale, des quatre passions les plus sympathiques et les plus expansives. L'un fut un monstre qu'on eût enfermé comme fou, ou condamné à mort dans la vie privée; l'autre fut le plus aimable des hommes et le plus populaire de nos rois. Appelés tous deux à l'empire, à quoi tient cette différence prodigieuse de conduite et de destinée? Néron eut pour précepteur un des princes de la philosophie individuelle exclusive; Henri IV fut livré, sous la surveillance d'une mère, femme supérieure, et d'un

---

passions sensuelles et sociales. Le monomane, c'est-à-dire celui qui n'a qu'une passion, est regardé comme un être méprisable si son penchant est sensuel, et ridicule s'il est social. La monomanie est le plus bas degré de l'échelle des caractères; on s'y élève d'autant plus que l'on réunit plus de genres de passions.

L'autre tiers des caractères pleins se compose des personnes qui ont deux passions dominantes animiques, ou trois, ou quatre, ou cinq, ou six, ou même les sept animiques, ce qui est rare; ou bien encore de caractères qui ont une passion animique et deux sensuelles, ou deux animiques et trois, quatre, cinq sensuelles, ou six animiques et une sensuelle. Tous ces hommes sont des génies à des degrés différents.

Les caractères mixtes ou ambigus, ainsi appelés parce qu'ils ne paraissent tenir à aucun penchant dominant, sont moitié moins nombreux que les caractères pleins. C'est dans cette classe qu'on doit ranger les *initiateurs*, ou gens qui commencent tout et ne finissent rien; les *finisseurs*, qui finissent tout et ne commencent rien; les *occasionnels*, qui sont toujours de l'avis du dernier venu; les *ambiants*, qui ne savent jamais se tenir en place, qui quittent le meilleur côté pour prendre le moindre; enfin les *caméléons* ou *protées*, qui prennent tous les masques pour se conserver les mêmes avantages, les mêmes faveurs dans toutes les sociétés, dans toutes les positions.

système éducateur aussi large que savamment calculé pour l'époque, à la libre expansion de sa nature généreuse.

Voltaire, J.-J. Rousseau, Leibnitz, Fox (1), joignent aux facultés sympathiques des deux caractères précités, une tendance supérieure qui les pousse, par une force irrésistible, à pénétrer les mystères de la nature et le secret de l'organisation des choses. Enlevez à ces hommes de génie les circonstances particulières qui les ont fait surgir, et nous les voyons aussitôt rangés dans les *catégories* de nos médecins spécialistes.

Frédéric et Bonaparte, moins brillamment doués que César et Alcibiade, sont cependant titrés, aussi en égale mesure, des passions puissantes qui font les grands hommes. Suivant le système de nos spécialistes, que devenaient ces deux organisations si la fortune eût trahi leurs premiers pas dans la carrière ? Napoléon, qui connaissait les hommes du jour et leurs opinions contradictoires, n'a-t-il pas dit lui-même que du sublime au ridicule, c'est-à-dire à la folie, il n'y avait qu'un pas ?... Quand viendra le temps où le genre de gloire que les conquérants ont ambitionné, et qui forme la base essentielle de leur apothéose, sera rangé parmi les véritables folies ?... Toutefois, entre Frédéric et Napoléon, le parallèle est complétement à l'avantage du fondateur de la monarchie prussienne. Le génie de l'un regardait l'avenir, et les événements ont justifié ses prévisions ; celui de

(1) La fin déplorable de Fox vient ici confirmer nos observations : chacun sait qu'il mourut en état d'aliénation mentale. La cause qui fit tomber dans cette fatale dégradation une si belle et si remarquable intelligence mérite d'être signalée. Fox, homme exclusivement politique, né avec les facultés brillantes et complexes, la sympathie expansive qui sont le caractère essentiel d'une sociabilité inconnue à la nation qu'il aspirait à gouverner, fut constamment contrarié dans l'essor de ses aspirations les plus élevées et les plus impérieuses. Déjà gâté par une éducation vicieuse (son propre père lui avait enseigné l'orgie dès sa plus tendre enfance), il fut réduit à gaspiller dans le jeu et la débauche, une activité dévorante restée sans emploi loin des hautes fontions que la nature l'appelait à exercer. Observons encore que Sheridan, émule et ami politique de Fox, dont il réunissait les facultés et les vices, a fini de la même manière.

l'autre, sans cesse tourné vers un passé ténébreux, vint expier sur le rocher de Sainte-Hélène une *erreur* d'intelligence, qu'un revirement de l'opinion publique, plus prochain peut-être que ses admirateurs ne le pensent, classera parmi les plus incontestables aberrations de l'esprit humain. C'est un usage établi de comparer Napoléon à Prométhée. Comme parfaite antithèse, à la bonne heure; mais comme similitude, le parallèle s'écroule devant le plus simple examen. Prométhée, inventeur des sciences et des arts, bienfaiteur des hommes, qu'il affranchit du fléau de la guerre, est, pour ce *crime*, enchaîné sur le Caucase et condamné au vautour par l'implacable tyran des hommes et des dieux. Nous avons lu très-attentivement l'Histoire de M. Thiers et la Philosophie de M. Cousin, tous deux grands admirateurs du moderne Alexandre, nous n'y avons rien trouvé qui ressemblât, même de loin, à la portée saisissante de ce sublime martyre. Nous citons ces deux auteurs, parce que leur point de départ est parfaitement identique à celui de quelques spécialistes, et que nous combattons cette dégénérescence du fatalisme antique comme la plus dangereuse et la plus rétrograde utopie qui puisse être appliquée, de nos jours, en psychologie médicale comme en philosophie sociale et politique. La figure de Napoléon appartient bien à l'histoire, mais nous craindrions, en poussant plus loin cette analyse, de paraître justifier nous-même, aux yeux de nos juges, le criterium exclusivement individuel que nous condamnons dans M. Leuret.

Nous sommes ici encore, malgré la largeur et la puissance des individualités dont nous venons d'esquisser rapidement l'analyse, dans la catégorie des organisations et des caractères qui s'engrènent, par des tendances à peu près exclusives, avec les dispositions du monde visible et des sociétés jusqu'ici connues; leurs excentricités ne sortent pas du domaine des faits que le vulgaire peut concevoir. Si leur nature est exceptionnelle, elle ne l'est que relativement à l'infériorité de la masse, sous le rapport de l'étendue et de la complexité des facultés intellectuelles et affectives qui concourent à la sociabilité générale. Mais il est d'autres natures, dont les phénomènes sont bien autrement extraordinaines : qui de nous n'a pas été témoin des faits, jusqu'à ce jour inexplicables, du magnétisme animal et du somnambulisme ? qui n'a pas observé ces exceptions singulières dans nos modes d'activité physiques, intellectuels et moraux ?

Sans admettre comme irrévocablement démontrées certaines situations qui sembleraient mettre le sujet soumis à l'influence du somnambulisme en rapport avec le monde invisible, ne sommes-nous pas forcés d'avouer qu'il y a là, pour l'esprit de l'homme, plus d'un mystère à découvrir, et nous accusera-t-on de produire des assertions hasardeuses si nous osons conjecturer que la plus grande partie de ces tristes victimes, qui payèrent un tribut si cruel aux superstitieuses croyances du Moyen Age, se trouvaient sous l'empire de cette force occulte, dont les effets sur l'organisme sont aujourd'hui trop lumineusement décrits et mis en évidence, pour qu'il soit désormais permis de les révoquer en doute ? Nous savons maintenant que certains sujets n'ont pas besoin d'être artificiellement plongés en état de somnambulisme pour dire et faire des choses surprenantes qu'ils sont parfaitement incapables de réaliser dans l'état de veille.

Nous savons que cette situation étrange devient, chez quelques-uns, pour ainsi dire l'état normal, et qu'ils arrivent au point de ne plus parler ni agir que sous l'action de l'influence mystérieuse qui s'est en quelque sorte emparée de leur organisation tout entière (1).

Que ne pourrions-nous pas dire de ces autres natures exceptionnelles qui, par une aperception inconnue aux autres hommes, pressentent l'existence d'une source et en décrivent la position, le vo-

(1) Avec les doctrines des spécialistes, il y aurait de grands dangers à courir (s'ils possédaient la puissance) pour les natures comme celles dont nous parlons. Voici ce que dit M. Lélut, p. 121 de son *Démon de Socrate*, « Voilà (mettez tel nom que vous voudrez à la place) Socrate qui non-seulement s'imagine recevoir des influences, des inspirations divines, mais qui, à raison de ce privilége, croit posséder, à distance, une influence semblable sur ses amis, sur ses disciples et presque sur les étrangers ; influence indépendante même de

lume et l'étendue, à quelque profondeur qu'elle se trouve cachée sous le sol ?

Jusqu'à ce jour, non-seulement on n'a pas su tirer un parti convenable de ces natures exceptionnelles, mais on s'est le plus souvent efforcé de les comprimer par tous les moyens possibles ; quelques savants ont même été jusqu'à ridiculiser, par avance, les aptitudes qu'elles portent en elles et l'application qu'on en peut faire. Dans un autre ordre de facultés que notre civilisation tout industrielle semble vouloir nous forcer d'admirer sans partage ; représentons-nous les deux jeunes pâtres, Vito Mangiamel et Mondheux, révélant leurs facultés mathématiques intuitives en plein Moyen Age ; représentons-nous aussi, à cette même époque, l'abbé Paramèle et le jeune paysan du département de Vaucluse. Que sembleront-ils aux yeux de la foule et au tribunal de la sainte Inquisition, composée des plus savants hommes de la société d'alors ?... Des possédés du démon, en d'autres termes, suivant le système de nos spécialistes, de véritables fous qu'on eût livré, il y a trois siècles, au bûcher et qui de nos jours, aux yeux de cette même foule et des savants qui s'en font les interprètes, ont toutes les qualités requises pour finir leurs jours dans *une maison de santé !...*

L'analyse des effets divers engendrés par les penchants natifs de l'homme, dans le milieu social actuel, nous montre les variétés infinies de lésions organiques, intellectuelles et morales, provoquées par les influences fatales de ce milieu sur chaque penchant natif condamné à lutter sans cesse, privé qu'il est de contre-poids et d'équi-

---

la parole et du regard, et qui s'exerce à travers les murailles et dans un rayon plus ou moins étendu. On ne peut, en vérité, rien voir, rien entendre de plus extravagant, de plus caractéristique de la folie ; et les hallucinés qui, sous mes yeux, prétendent envoyer ou recevoir à distance des influences *physiques, magnétiques, franc-maçonniques,* ne s'expriment pas autrement que Socrate, et ne sont sous ce rapport pas plus fous qu'il ne l'était. » (Lélut, *du Démon de Socrate,* p. 122.)

libre, sous l'empire d'une raison peu sûre d'elle-même, et, par suite, lancée dans une succession continue d'actions et de réactions le plus souvent subversives, chez l'immense majorité des hommes (1). C'est là, très-certainement, la source de tous les désordres sociaux, individuels et collectifs qui affligent chaque jour, le cœur et la raison des sages.

Que conclure de tout ceci ? sinon que l'homme ne pouvant pas détruire le fond primitif de sa nature (2), mais ayant puissance de la modifier aussi bien que la forme sociale, l'unique moyen d'en finir avec toutes les maladies mentales, tous les vices et tous les crimes, essors faux de stimulants bons en eux-mêmes, est de reprendre en sous-œuvre le travail impossible tenté par les philosophes des siècles passés, et, au lieu de s'obstiner à réformer l'homme dans sa base, d'organiser le milieu social sur les exigences des vraies passions natives, de manière que tous ces stimulants puissent se développer à l'aise, et produire constamment le bien, selon la volonté de Dieu ?

Ces principes, qui doivent guider les hommes, quelle que soit la spécialité de leur industrie et à quelque degré de l'échelle sociale qu'ils se

---

(1) Les penchants natifs, qui sont les impulsions données par Dieu même pour porter l'homme à remplir sa destinée, sont incapables de le porter au mal; mais s'il a reçu une mauvaise éducation, s'il vit dans une société corrompue, les mauvais principes et les mauvaises mœurs dénatureront chez lui les règles du beau moral; c'est pourquoi il commet sans remords les actions les plus criminelles. C'est ainsi que, dans nos mœurs, tel qui aurait horreur d'assassiner un homme, n'éprouvera pas la plus légère émotion de le tuer en duel. Celui qui est élevé dans les principes d'un fanatisme aveugle, frémira d'avoir manqué à une pratique inutile, absurde, ou contraire à la raison.

(2) Nos stimulants étant des forces vives, tendent nécessairement et incessamment à agir. Or, si la société dans laquelle l'homme est placé n'offre pas d'emploi utile à quelques-uns de ses stimulants ou les entrave dans leur développement harmonique, ces forces, toujours actives, agiront *quand même* et causeront des désordres ou des crimes, ou bien l'un de ces stimulants se développera outre mesure, deviendra un vice, un défaut qui engendrera des effets subversifs. Ainsi

trouvent placés, quel empire n'ont-ils pas le droit d'exercer sur celui que nous avons défini semblable à un dieu, alors surtout qu'il se trouve élevé dans cette sphère transcendante, où ses regards planent à la fois sur tous les phénomènes du monde physique, intellectuel et religieux, qu'il est tenu de pénétrer jusque dans leurs plus imperceptibles ramifications! Qu'un homme ignorant et vulgaire, se prenant pour centre souverain et terme absolu de comparaison au milieu de ses semblables, voie les symptômes de la folie dans une excentricité relative, ou si l'on veut, dans un écart dont il ne trouvera pas l'analogue dans les habitudes de sa propre nature, et condamne à la séquestration l'individu dont il ne peut comprendre ni l'organisation ni les tendances; nous concevons cette erreur grossière, et nous ne nous sentons pas sollicité à faire subir la peine du talion à l'infortuné qui n'est malade que d'ignorance et dont la situation exigerait, non les douches de la maison de santé, mais les lumières d'une éducation rationnelle. Mais que le médecin qui, en raison de son point de vue, doit parcourir d'un coup d'œil et classer logiquement dans la hiérarchie des phénomènes, non-seulement les variétés infinies des caractères humains, mais en-

---

l'*orgueil* et l'*envie* sont les essors faux de l'*ambition;* la *gourmandise* et l'*ivrognerie* sont les dégénérescences du stimulant le *goût* excité outre mesure. La *colère* se produit quand un ou plusieurs stimulants d'une personne ardente se trouvent froissés par quelque acte d'une autre personne; mais il est facile de voir que la colère n'est pas un stimulant, et qu'elle cesserait de se manifester, si les circonstances qui la font naître venaient à cesser.

Quant aux désordres et aux crimes causés par l'*amour,* quant aux efforts hideux et subversifs de la plus adorable des passions de l'homme, ils seraient inconnus si l'éducation était organisée de manière à reconnaître les aptitudes physiques, morales et intellectuelles de chacun, et à les développer par leur application aux arts, aux sciences, à l'industrie agricole et manufacturière; et si l'incessant besoin d'agir de l'enfant était utilisé à tout âge, par des travaux transformés en plaisirs. D'un autre côté, l'activité de son imagination, trouvant des aliments nombreux et pleins de charme dans les rivalités des diverses compagnies d'artistes et d'industriels, ne les demanderait plus à de dangereuses lectures.

core tous les actes réguliers ou anormaux qui peuvent en dériver suivant les lois générales et particulières qui dominent leur essor dans un milieu donné; que le médecin, disons-nous, accepte comme principe de direction dans son diagnostic une semblable théorie, c'est ce que tout observateur réfléchi ne saurait voir sans être frappé d'une véritable épouvante. Au lieu d'un sage, affranchi de préjugés, comprenant ses semblables, et prompt à discerner les perturbations réelles de l'intelligence, des mouvements plus ou moins excentriques d'une sensibilité qui est presque toujours le signe révélateur des organisations d'élite; nous avons une intelligence déchue qui abandonne les hauteurs sublimes où ses fonctions et sa science lui font une loi de siéger sans cesse, pour aller ignominieusement s'asseoir à côté des types inférieurs dont la vue, frappée d'une infirmité fatale, ne saurait embrasser l'immense synthèse que Dieu révèle aux seules âmes prédestinées à continuer sur la terre, au sein des sociétés humaines, l'œuvre incessante de sa providence universelle. Nous verrons alors rangés dans la catégorie des malheureux privés de leur raison, non-seulement les plus rares génies (1), les esprits appelés à réaliser de merveilleuses découvertes (2), mais encore les natures délicates et fines qui n'auront pas refoulé en elles et caché soigneusement dans les replis secrets de leur conscience les sentiments les plus vrais du cœur, les blessures les plus respectables éprouvées dans la sphère de nos tendances affectives ou industrielles (3).

---

(1) Voyez la note relative à Socrate, Pascal, etc.

(2) Salomon de Caus et d'autres inventeurs.

(3) De toutes les aberrations de l'orgueil où la fausseté de leurs systèmes a entraîné certains spécialistes, la plus remarquable, la plus effrayante est, sans contredit, la sentence prononcée par M. Leuret contre l'emploi des *italiques*, des grandes et des petites majuscules dans les écrits imprimés (voyez Leuret, *Fragments psychologiques*, p. 67).

Ranger parmi les fous le savant ou l'écrivain qui, pour fixer une attention, toujours si facile à distraire, sur les choses graves dont il veut pénétrer l'esprit

Le maréchal Biron, passionné pour l'horticulture, et mourant de chagrin à la suite d'un vol qui lui ravissait, avant leur maturité, les fruits magnifiques dont il avait perfectionné la culture; Racine, déjà *suspect* par son prodigieux génie, se laissant périr de consomption parce qu'il se vit tombé dans la disgrâce d'un monarque qui était, à ses yeux, la plus haute personnification du principe dont ses admirables tragédies démontrent si glorieusement la puissance tutélaire, mais que, trop fidèle aux conseils d'une femme qu'il avait le droit de croire toute-puissante (1), il avait eu le malheur de développer intempestivement jusque dans ses plus populaires conséquences; Biron et Racine seront l'un et l'autre atteints de la hideuse maladie et classés, sur la décision de nos modernes spécialistes, parmi les organisations dégradées qui devaient finir leurs jours dans les cabanons réservés à la démence (2).

Combien de citations pourrions-nous faire encore! Ici les exemples abondent, et, pour ne pas fatiguer une attention que nous avons déjà trop prolongée peut-être, nous ne dirons rien de ces puissants anachorètes qui s'ensevelissaient tout vivants dans leurs affreuses solitudes; nous ne dirons rien d'un saint Vincent de Paule, qui poussa la sublimité de l'héroïsme et l'énergie de l'abnégation jusqu'à échanger la liberté dont il faisait un si merveilleux usage pour le salut de la

---

de son lecteur, se sert de signes exceptionnels, n'est-ce pas là le délire de la folie spécialiste poussé à son dernier degré d'extravagance? Nous en appelons à tous les hommes qui croient sérieusement qu'il existe encore des vérités à découvrir et que leur raison individuelle n'est pas la mesure obligée de la raison d'autrui. Laissant ici de côté la valeur réelle des écrits qui se distinguent par cette particularité, le plus simple bon sens ne nous dit-il pas que, tout écrivain ayant pour but de se faire lire et comprendre, il en est des signes exceptionnels employés par lui, comme des intonations extraordinaires que l'homme le moins expérimenté ne manque pas de donner à sa voix, lorsqu'il veut solliciter l'attention de ses auditeurs?

(1) Madame de Maintenon.

(2) Lord Byron serait, à d'autres titres, classé dans la même catégorie.

société tout entière, contre les chaînes du galérien dont la délivrance ne pouvait certes pas entrer en parallèle avec les actes de dévouement que ce prodige de charité individuelle, du saint fondateur de l'hospice des Enfants-Trouvés, enlevait aux infortunés qui gémissaient en si grand nombre, au milieu d'une société trop oublieuse pour n'avoir pas besoin d'être sans cesse et directement frappée par la voix de l'apôtre. Nous craindrions d'être accusé par les spécialistes de pousser beaucoup trop loin les conséquences logiques de leurs théories; nous voulons en outre supposer qu'en faveur du christianisme et de ses nobles inspirations, ils ont bien voulu établir quelques catégories exceptionnelles.

Nous ne prétendons pas que, dans l'ordre social tel qu'il résulte de l'essor vrai des facultés dont nous avons précédemment esquissé le tableau, l'homme naîtra toujours exempt d'infirmités corporelles ou morales, et que l'aliénation n'offrira pas à nos regards cet humiliant témoignage de la faiblesse originelle de notre nature. Mais il n'est pas besoin de se livrer au calcul d'un raisonnement bien approfondi pour découvrir que les cas seront infiniment plus rares, et que ce qui, dans certaines catégories de caractères et de tempéraments, est, de nos jours, un fait général, ne sera plus qu'une très-rare exception reléguée, le plus souvent, parmi les lésions naturelles de la constitution primitive. S'il est vrai, comme nous sommes forcément amené à le croire par les conséquences de notre précédente analyse, que chacune des facultés natives, chacun des stimulants de notre âme qu'une force providentielle sollicite sans cesse à se produire au dehors, devient la source nécessaire d'un genre particulier de perturbations nerveuses lorsqu'ils rencontrent un écueil qui les refoule violemment ou les brise; nous devons conclure qu'un genre spécial de médication tour à tour physique et moral, suivant la cause connue du désordre observé, doit être appliqué à chacun de ces phénomènes morbides. Soumettre ici le malade au joug brutal d'un niveau barbare qui fait plier également sous son inflexible exigence les natures les plus diverses, les plus opposées, n'est-ce pas activer en réalité la marche fatale de la maladie qu'on veut guérir ? Il serait inutile, en présence de juges aussi compétents, de démontrer par une discussion philosophique et médicale approfondie la convergence nécessaire de toutes les lésions organiques, intellectuelles ou morales, quelle que soit la diversité et l'opposition des sphères d'activité qui les subissent, au cerveau centre générateur des idées et réservoir unitaire où viennent aboutir toutes les ramifications du système nerveux et, par suite, toutes les impulsions passionnées (matérielles, affectives et intellectuelles) qui modifient sans cesse les formes extérieures de la volonté. Supposer qu'il n'en est pas ainsi, c'est briser l'unité de l'âme humaine et nier son identité absolue qui se révèle à travers l'infinie multiplicité de ses manifestations.

L'encéphale subit donc progressivement une série de lésions plus ou moins profondes par réaction du faux essor et de la lésion des besoins qui cherchent à se satisfaire; mais il est absurde, si ces lésions forment une échelle ascendante dont le terme suprême réside dans la pensée s'étudiant elle-même et recherchant en elle et autour d'elle les lois supérieures qui gouvernent son activité, il est absurde, disons-nous, de croire que ces lésions sont matériellement identiques et se traduisent dans le cerveau en signes toujours saisissables à l'œil nu et sous le scalpel de l'anatomiste. La plupart des altérations, même dans les cas d'aliénation les moins équivoques, échappent et doivent naturellement échapper aux regards du plus sagace et du plus patient investigateur. Comment serait-il possible de saisir, sur le système nerveux, la trace d'une perturbation mentale dont les éléments primitifs ont à peine effleuré la surface du conducteur de l'intelligence ? Apercevons-nous, sur le fil conducteur de l'électricité, les traces de la foudre qui vient de le parcourir ? Ne rangeons-nous pas parmi les exceptions à la règle qui gouverne le phénomène les rares circonstances où la chaîne métallique offre, à l'œil nu qui l'examine, quelques-uns de ses anneaux brisés, ou seulement l'imperceptible empreinte du fléau mystérieux dont elle a porté la redoutable énergie ? Les travaux de nos spécialistes sur les maladies de l'encéphale, dont ils ont étudié les symptômes et les effets dans les caractères anatomo-pathologiques que leur présentait le cerveau des sujets soumis à leur scalpel sont donc frappés d'une insuffisance et d'une irrégularité qui réduisent à de très-minces résultats le tribut laborieux de leurs veilles. Toutes leurs observations, excepté dans certaines circonstances qui ne peuvent avoir, en théorie comme en pratique, qu'une valeur aussi trompeuse qu'arbitraire, sont entachées d'un vice radical qui les rend à peu près inutiles à l'observateur réfléchi qui veut suivre dans ses recherches une marche positive et rationnelle; elles s'appliquent toutes, ou au moins en grande partie, à des lésions soit internes, soit extérieures qui, en troublant les fonctions nécessaires et permanentes d'un organe aussi important, ont dû, par une conséquence inévitable, porter le désordre et quelquefois la mort dans les opérations de l'intelligence. Ainsi, le degré le plus simple de l'aliénation, la folie résultant du faux essor soit des besoins physiques, soit de nos besoins affectifs, ne trouve pas sa correspondance dans les élucubrations pourtant si chargées des spécialistes dont nous avons signalé les opinions contradictoires. Il ressort de l'examen le plus élémentaire de la nature humaine que les altérations cérébrales provenant de ces deux sphères d'activité sont invisibles dans tous les sujets qui en subissent la fatale influence, alors même que la vie n'a pas abandonné les organes; que sera-ce donc lorsque ce corps, moule de la nature animée, ne sera plus qu'un insignifiant cadavre?

Ici triomphe l'intelligence positive des savants médecins qui ont refusé de s'engager dans les voies ténébreuses où la médecine spécialiste s'est constamment efforcée de les entraîner; ils l'ont laissée s'égarer dans le dédale sans issue de ses systèmes incohérents, et si les doctrines consolantes de la spiritualité de l'âme ont perdu à cette séparation fâcheuse, la faute en retombe tout entière sur les esprits exclusifs qui n'ont pas craint de fixer sur la matière un diagnostic qui prend sa base dans les profondeurs les plus intimes de l'intelligence humaine, et ont ainsi scindé violemment la grande synthèse de notre sublime Hippocrate. Combien d'*inhumations* précipitées, qu'on nous passe cette expression figurative, ont dû, par suite de cette erreur fondamentale dans un ordre de travaux où la moindre erreur engendre fatalement d'irréparables et cruelles méprises, ensevelir de saines et vigoureuses intelligences dans les funèbres catacombes de l'idiotisme et de la démence! Nous l'avons déjà fait entrevoir en passant en revue l'opinion si franche d'un spécialiste moderne (1). Si nous réfléchissons que la nature distribue au hasard les facultés et les caractères; que l'âme d'un paysan sans culture peut recéler le génie d'un Pascal ou d'un Newton, et que cette âme doit être nécessairement pour les individualités qui l'environnent un objet d'étonnement ou de risée, ne sommes-nous pas fondé à conclure que la science des maladies mentales est encore à créer, et que sa constitution définitive ne sera réelle que du jour où cette spécialité si grave sera rendue au domaine général de la médecine et cherchera ses déductions logiques dans l'étude et l'observation régulière de l'homme envisagé individuellement et collectivement dans ses rapports avec un principe supérieur qui doit nécessairement présider à l'ordre universel des choses?

Nous terminerons ici cette partie essentielle de notre thèse que nous eussions aimé, si le temps ne nous avait pas fait défaut, à traiter dans toute sa largeur. Les considérations rapides que nous avons émises auront atteint leur but, si elles appellent sur la question si importante que nous venons de soulever l'attention sérieuse des hommes compétents.

IV.

Traitement de la folie par les médecins anciens et modernes. — Pour ne pas trop interrompre la filiation logique des idées qui forment

(1) M. Leuret.

la base fondamentale de notre thèse, nous supprimons entièrement ce que nous nous proposions d'exposer ici sur la théorie et la pratique de l'ancienne médecine, avec d'autant plus de raison que ces divers systèmes se trouvent résumés dans les travaux des modernes; et nous ne prendrons, parmi ces derniers, que ce qui doit concourir directement à corroborer nos précédentes considérations et celles qui nous restent encore à présenter. (Voy. à la fin l'Appendice A.)

Si nous exposions dans son entier le traitement des médecins contemporains, nous trouverions à coup sûr la justification de cette réflexion de M. Trélat, savoir, qu'au 1er siècle (Soranus) on était aussi avancé quant au diagnostic, et plus quant au traitement, que nous ne le sommes après dix-huit cents ans d'études. Nous dirons seulement quelques mots qui suffiront pour montrer où en sont les spécialistes avec leurs théories sans base certaine.

Une observation qu'on a vantée comme une découverte, c'est la division du traitement en traitement physique et traitement moral; puis d'autres sont venus qui ont cru faire merveille en prenant un juste milieu, c'est-à-dire en empruntant aux uns et autres pour formuler un traitement mixte. Toutes ces manifestations montrent qu'on ne s'occupe que de l'écorce des choses et qu'on néglige le fond.

Traitement de la folie par les médecins modernes. — *Charenton.* M. Calmeil, l'un des médecins de Charenton, appelle traitement moral celui qui se fait par le raisonnement, la persuasion et la crainte; il regarde le traitement purement physique comme le résultat d'un progrès. Voici ce qu'il conseille pour les monomaniaques.

« C'est surtout par la *crainte de la douleur, de la douche, des affusions froides, de la camisole de force, des entraves, des ventouses, des moxas*, par l'ascendant de sa personne, que l'on dompte les monomaniaques les plus obstinés et les moins traitables. » (Calmeil, art. MONOMANIE du *Dict. de médecine*, t. 20, p. 166.)

Le traitement moral à Charenton est nul ou presque nul, d'après MM. Moreau, Malherbe et Bayle, anciens élèves de cet hospice.

« *Des évacuations sanguines, un exutoire, un purgatif, le sulfate de quinine, font sentir au mélancolique toute l'absurdité de ses idées fixes, lui rendent la tranquillité et dissipent ses craintes chimériques* » (Moreau, thèse pour le doctorat, in-4°, p. 127; Paris, 1830).

« Le traitement moral consiste à faire aux aliénés des représentations sur le désordre de leurs actes et sur le sujet de leur délire » (Malherbe, thèse pour le doctorat, p. 27; Paris, 1833).

Après avoir parlé du traitement de M. Bayle, ce qui complète le tableau du traitement suivi à Charenton, M. Leuret ajoute : « Ainsi, vous enfermez un aliéné, vous lui mettez la camisole, des entraves, vous l'affublez d'une blouse, vous le fixez sur un fauteuil, vous le couchez dans une boîte, j'allais dire dans une bière, et vous appelez cela faire du traitement moral!... On dirait à les entendre que l'homme aliéné est un squelette agité par des muscles, et que pour le rendre à la raison, il suffit de l'empêcher de se mouvoir à force de le garrotter. » (Leuret, *Traitem. moral*, p. 84.)

« Le traitement moral, tel qu'il est compris à Charenton (il ne l'est pas mieux dans beaucoup d'autres hospices d'aliénés), est d'un résultat presque nul (Leuret, ouvr. cité, p. 85, 86). « Vous prétendez guérir le délire de la pensée et des passions par des moyens purement physiques; je nie que cela soit possible. Aux idées fixes vous opposez un exutoire; aux perversions de la volonté, des médicaments simples; je dis que cela est absurde. » (Ibid., p. 87.)

M. Leuret, qui nous paraît ici sous l'influence d'un beau et louable sentiment de mansuétude pour les malades de ses confrères, oublie, et il ne peut pas ne pas l'oublier, le traitement plus que sévère qu'il fit subir, en mars 1841, au très-inoffensif apôtre J. Journet (1).

Salpêtrière. — Traitement moral de Pinel. « C'est souvent moins

(1) Voyez J. Journet, *Cris et soupirs*, et *Jérémie en* 1845, in-18, p. 45.

par des médicaments que par des moyens moraux, dit Pinel, et surtout par une occupation active qu'on peut faire une diversion aux idées tristes des mélancoliques, ou même changer leur enchaînement vicieux. » (Pinel, *Traité médico-philosophique de l'aliénation mentale*, 2e édit., p. 348.)

« Esquirol comprend le traitement moral de la folie de la même manière que Pinel; le premier, il formule les préceptes de ce traitement; cependant il en fait une application trop restreinte.

« Dans la folie, dit-il, il importe surtout de substituer à une passion imaginaire une passion réelle » (1).

« Il faut une certaine adresse dans l'esprit et une grande habitude, pour saisir les nuances infinies que présente l'application du traitement moral, et pour se déterminer sur l'opportunité de cette application. Tantôt il faut en imposer et vaincre les résolutions les plus opiniâtres, en inspirant aux malades une passion plus forte que celle qui domine leur raison, substituer une crainte réelle à une crainte imaginaire; tantôt il faut acquérir leur confiance, relever leur courage abattu, en faisant naître l'espérance dans leur cœur. » (Ouvr. cité, t. 1, p. 471.) « Il faut appliquer la méthode perturbatrice, briser le spasme par le spasme, en provoquant des secousses morales qui dissipent les nuages dont l'intelligence est couverte, qui déchirent le voile interposé entre le monde extérieur et l'homme, qui brisent la chaîne vicieuse des idées, qui fassent cesser l'habitude des mauvaises associations, qui détruisent leur fixité désespérante, qui rompent le charme qui retient dans l'inaction toutes les puissances actives de l'aliéné. On atteint ce but, continue Esquirol, en agissant sur l'attention des malades, tantôt en leur présentant des objets nouveaux, tantôt en faisant naître autour d'eux des phénomènes qui les étonnent, tantôt en les mettant en contradiction avec eux-mêmes; quelquefois on doit abonder dans leurs idées, les caresser et les flatter. » (P. 132 et 133.)

---

(1) Esquirol, *des Malad. ment.*, t. 1, p. 133; Paris, 1838.

« Dans la mélancolie, l'esprit, comme le cerveau, est dans un état tétanique; une forte commotion physique ou morale peut seule faire cesser ce spasme. » (Pag. 419.)

En preuve de l'efficacité du traitement moral, Esquirol rapporte plusieurs observations extraites des auteurs ou tirés de sa pratique :

« Alexandre de Tralles guérit une femme qui croyait avoir avalé un serpent, en jetant un serpent dans le vase en même temps qu'elle vomissait. Zacutus raconte qu'un jeune homme qui se croyait damné fut guéri par l'introduction, dans son appartement, d'un homme déguisé sous la forme d'un ange, qui lui annonça que ses péchés étaient remis. A. Paré guérit un malade qui croyait avoir des grenouilles dans le ventre, en le purgeant et en jetant furtivement des grenouilles dans son vase de nuit. Un démoniaque refuse toute nourriture parce qu'il se croit mort; Forestus parvient à le faire manger, en lui présentant un soi-disant mort qui assura au malade que les gens de l'autre monde mangent très-bien. Alexandre de Tralles rapporte que Philodotus détrompa un homme qui croyait n'avoir plus de tête, en lui faisant porter un bonnet de plomb, dont la pesanteur l'avertit de son erreur. Un mélancolique croit qu'il ne peut uriner, sans faire courir à la terre le risque d'être submergée par un nouveau déluge, on vient lui annoncer que le feu menace d'embraser la ville, et que, s'il ne consent à uriner, tout est perdu; il se décide à ce qu'on lui demande, et guérit. Un jeune homme ne veut pas manger, parce que ses amis, ses parents sont déshonorés s'il mange : un de ses amis arrive tout essoufflé, et apporte une déclaration du gouvernement qui le met à l'abri de tout déshonneur; le malade, qui avait passé treize jours sans rien prendre, mange aussitôt. » (Ouvr. cité, t. 1, p. 173.)

« Entre les principes de M. Esquirol et sa pratique, il y a une lacune, et l'on ne s'étonne plus si, parmi ses élèves, ceux qui n'ont pas compris toute la portée de sa doctrine, croyant le traitement moral borné à l'emploi des consolations, des exhortations bienveillantes, des distractions et de l'isolement, ont regardé ce mode de traitement comme à peu près inefficace.

« Parmi les médecins sortis de l'école de la Salpêtrière, quelques-uns, comme Georget, MM. Falret, Voisin et Foville, etc., ont entrepris de subordonner la médecine mentale aux déductions de l'anatomie pathologique (on a vu plus haut les lumières qu'elle fournit.)

« Le traitement moral est considéré par Georget comme un simple auxiliaire du traitement physique.

Georget ramène à trois types principaux toutes les modifications qu'on doit chercher à faire naître dans l'exercice de l'intelligence des aliénés ; il recommande :

« 1° De ne jamais exciter les idées ou les passions de ces malades dans le sens de leur délire ;

« 2° De ne point combattre seulement leurs idées et leurs opinions déraisonnables par la discussion, l'opposition, la contradiction, la plaisanterie ou la raillerie ;

« 3° De fixer leur attention sur des objets étrangers au délire, de communiquer à leur esprit des idées et des affections nouvelles par des impressions diverses.

« On ne cherche point, dit Georget, à raisonner avec les aliénés, pour les ramener au bon sens, *car leurs erreurs sont aussi nécessaires que les désordres de toute fonction dont l'organe est malade.* Les preuves les plus évidentes ne peuvent rien sur l'esprit d'un aliéné ; la discussion, l'opposition, la contradiction, irritent ces malades, fortifient leur délire, en excitant l'organe affecté, leur inspirent de la défiance ou de la haine. » (Georget, art. FOLIE du *Dict. de méd.*, 1829.)

Traitement de MM. Falret et Voisin. — « En assurant que le cerveau des aliénés doit être toujours malade, Georget avançait un fait qu'il avouait pourtant ne pouvoir pas démontrer, et il a mis dans une fausse voie la pratique des maladies mentales. En assurant que les lésions visibles du cerveau sont toujours suffisantes pour expliquer le délire, M. Falret a avancé une proposition démentie par l'expérience de tous les jours, et détruite par ceux-là même qui montrent le plus de confiance dans les résultats de l'anatomie pathologique. »

« S'il ne s'agissait que d'additionner les altérations décrites par tous les auteurs, M. Falret n'aurait pas évidemment tort dans tous les cas; mais additionner n'est pas raisonner, et, je l'ai dit plus haut (1), les auteurs sont tombés sur ce point dans les plus grandes contradictions.

« Dans le traitement de la mélancolie suicide, dont il s'est plus particulièrement occupé, M. Falret conseille les *vomitifs*, les *purgatifs*, les *travaux manuels*, la *chasse*, les *voyages*, l'*isolement*; il rapporte quelques exemples d'heureux résultats produits par des *émotions vives et inattendues*. Mais, comme si ces exemples devaient rester stériles, quoique M. Falret recommande d'exciter quelques passions, il ne parle pas d'une seule passion qu'il ait excitée, ou d'une émotion vive et inattendue qu'il ait provoquée. Le hasard peut amener ces passions et ces émotions : quant au médecin, il se garde bien de les produire. Pour le médecin, il y a chez le mélancolique un cerveau malade qu'il faut guérir par des purgatifs, des vomitifs, etc., distraire par des travaux et des voyages; mais les dérivations mentales sont abandonnées au *hasard*, et le médecin est là uniquement pour les enregistrer.

« A l'exemple de M. Falret, son collaborateur M. Voisin admet qu'il y a toujours une lésion physique appréciable dans le cerveau des aliénés; il conseille pourtant d'agir sur les passions de ces malades, et pense qu'en mettant en jeu les qualités affectives que l'état morbide du cerveau semble avoir fait disparaître, on a la certitude qu'elles répondront aux excitations du médecin. » Quant à l'intelligence, M. Voisin « ne pense pas que l'on doive agir sur elle, parce que, dit-il, ce n'est pas par des raisonnements que l'on peut frapper l'esprit des aliénés » (2).

« Cette dernière proposition est une erreur; les raisonnements peuvent beaucoup sur l'esprit des aliénés. Quant à la modification à imprimer au *cerveau malade* par des passions excitées à propos, je les

---

(1) Voyez première partie, p. 25, les conclusions de M. Leuret.

(2) Voisin, *des Causes physiques et morales des maladies mentales*, in-8°.

approuve très-fort; mais je cherche vainement dans les écrits de M. Voisin des exemples de passions excitées : une, peut-être, l'ennui d'un long isolement; mais à ceux que l'ennui ne guérit pas, que fait-on? Pour les arracher à leurs préoccupations délirantes, on leur donne des bains, des purgatifs, on leur applique des sangsues, des vésicatoires; on met un billard et quelques autres jeux à leur disposition; on leur fait respirer l'air de la campagne. Et, quand tout cela n'agit pas sur leurs idées, ce qui arrive le plus souvent, on attribue la prolongation de la maladie au froid, à la chaleur, à l'état hygrométrique de l'air, au temps orageux, à l'absence de pluie, etc. etc. Au printemps, on compte sur l'automne, et en automne, sur le printemps; puis, quand, au bout de quelques années, les malades sont dans le même état qu'auparavant, on explique comment on ne les a pas guéris, en disant qu'ils sont incurables, attendu qu'ils ont été soumis au traitement le plus méthodique (1). » (Leuret, ouvr. cité, p. 111-116.)

M. Pariset. — Les bases du traitement des aliénés sont, d'après M. Pariset, la justice, la bonté et la recomposition du cerveau.

« Tenir pour principe que les diversions morales suffisent seules au traitement de la folie, ce serait commettre à la fois et une faute et une erreur. Et d'abord ce serait une faute ou même un dol véritable envers la médecine. Songeons-y bien : par une conséquence inévitable de ce principe que les aliénés ne réclameraient aucun secours tiré de la pharmacie, l'étude et le traitement de toute altération des facultés intellectuelles échapperaient bientôt au domaine de la médecine : les

---

(1) « Quant à l'isolement, qui, parmi les moyens moraux, est aujourd'hui le plus généralement mis en usage, je ne crains pas d'avancer que, s'il est quelquefois indispensable, il est d'autres fois extrêmement nuisible. Pour sentir les dangers de l'isolement, il faut avoir été témoin de l'ennui et du désespoir de quelques aliénés enfermés dans des maisons de santé ou dans des hospices; il faut avoir vu ces malades isolés, alors que leur intelligence était pervertie sur un point seulement, perdre peu à peu, faute d'excitants moraux, l'énergie de leurs facultés, et tomber enfin dans la démence. » (Leuret, ouvr. cit., p. 5.)

philosophes, les moralistes et les théologiens se hâteraient de s'en arroger les attributions; la science et l'humanité en souffriraient à l'égal. Car, dans notre opinion, si la physiologie de l'entendement humain est encore à faire, si l'analyse des fonctions de l'intelligence n'a que peu ajouté à nos connaissances sur les aliénations mentales, cela tient beaucoup à ce que, jusqu'alors, la psychologie n'a pas été cultivée d'une manière assez grave, assez sérieuse, par des hommes profondément versés à la fois et dans les sciences médicales et dans la pratique de la médecine» (1). La réponse à ces arguments se trouve, nous osons le croire, dans les parties II et III de notre thèse.

«M. Foville.— Le traitement recommandé par M. Foville n'a d'avantage, d'après ce médecin, que pour les seuls convalescents.

«M. Ferrus.— Le traitement des aliénés doit avoir pour but principal, d'après M. Ferrus, de ramener, à l'aide d'agents physiques, l'organe de l'intelligence à son type normal.

«Broussais.— Tous les modes de délire dépendent, suivant Broussais, d'un seul phénomène organique, l'irritation du cerveau, donc traitement antiphlogistique.

«M. Guislain.— M. Guislain recommande de laisser reposer le cerveau des aliénés, sans faire d'exception pour les monomaniaques.

«Quelques spiritualistes allemands (M. Heinroth, Eschenmayer, Vagnitz, Holmann, Frank, Hartmann) regardent la folie comme une maladie de l'âme, et la traitent par les châtiments; d'autres placent son siége dans le cerveau et la traitent surtout par des moyens physiques.» (Leuret, *Traitement moral de la folie.*)

On ne nous soupçonnera pas d'avoir laborieusement rassemblé, pour appuyer notre thèse, les contradictions étonnantes dont nous offrons le tableau, c'est M. Leuret lui-même qui s'est donné cette peine.

---

(1) Pariset, *Rapport sur un mémoire*, etc.; *Bulletin de l'Acad. roy. de méd.*, t. 6, 1er juin 1841.

Traitement de M. Leuret. — M. Leuret divise en deux séries les moyens moraux propres à redresser les égarements de la raison, à guérir les monomaniaques.

« La première série de ces moyens moraux consiste à produire une révulsion, ou mieux une diversion bien calculée, adroitement combinée, dirigée sur une ou sur plusieurs facultés intellectuelles intactes, en donnant à ces facultés une activité insolite qui absorbe toutes les autres, et qui fixe principalement d'une manière sérieuse et soutenue l'attention des malades. C'est en principe de morale, un point que personne ne contestera, savoir : que l'on vient plus aisément à bout des passions extrêmes par la diversion que par l'opiniâtreté à les attaquer de front, à les combattre directement. M. Leuret a fait l'application de ce principe au traitement de la folie. On peut voir, en consultant ses observations imprimées, les avantages qu'il a su retirer de cette sorte de stratégie morale.

« La deuxième série des moyens moraux a pour objet de ramener les facultés altérées à leur état normal, en agissant par voies directes sur ces facultés elles-mêmes. Ces moyens sont les avertissements, les exhortations, les conseils, et aussi l'autorité exercée avec *plus ou moins de vigueur*, selon les circonstances » (1).

« Chez les aliénés, l'intelligence et les passions ne peuvent être ramenées à leur *type régulier*, sans le secours du traitement moral, et ce mode de traitement est le seul qui ait une influence directe sur les symptômes de la folie. »

M. Leuret fait entrer dans son traitement moral « la *crainte* de la douleur, les douches et affusions froides, la *rétractation forcée*, l'isolement, le travail des champs et les travaux manuels, les repas en commun, une école pour les aliénés, les chants, la musique, la marche et les évolutions militaires. » (Leuret, *Traitement moral.*)

Voici les conclusions du dernier mémoire publié par ce spécialiste :

---

(1) Pariset, *Bulletin de l'Acad. roy. de méd.*, t. 6.

« Pour marcher sûrement dans cette voie, dit-il, quels guides faut-il suivre ? De quels préceptes doit-on se pénétrer ? Comment l'expérience acquise pourra-t-elle profiter à ceux qui viendront après nous ?

« Des préceptes, des guides, s'ils existent pour vous, ils sont en vous, ne les cherchez pas ailleurs. Le traitement moral n'est pas une science, c'est un art comme l'éloquence, la peinture, la musique, la poésie. Quelque grand maître que vous soyez, donnez des règles ; celui-là seul s'y soumettra qui sera incapable de faire aussi bien que vous. Dans les choses physiques, des règles précises, dans les choses mathématiques, des calculs rigoureux ; dans les choses morales, l'inspiration....

« Il y aurait autant de préceptes que de maladies ; et comme chaque médecin possède une aptitude différente pour les différentes indications à remplir, il s'ensuivrait que les préceptes devraient varier aussi d'après cette aptitude. Donc pas de préceptes » (1).

Donc, raison forcément sujette à caprices, ou, ce qui est la même chose, omnipotence absolue d'un individu sans croyances, substituée aux principes supérieurs de la philosophie et de la science !...

En lisant cette conclusion de M. Leuret, et tant d'autres que nous avons déjà signalées, quel homme sage ne devra trembler en présence du médecin dont le diagnostic s'appuie sur un pareil critérium ?

Heureusement pour les organisations condamnés *a priori* par nos spécialistes, une semblable doctrine porte avec elle sa réfutation par son excessive franchise.

Traitement de M. Brierre de Boismont. — « Lorsqu'on parcourt les ouvrages des auteurs qui ont écrit sur la cure de la folie, on est réellement surpris de la confusion des moyens mis en usage ; ils y sont entassés pêle-mêle, nul discernement ne préside à leur choix. La distinction du traitement physique et moral est sans doute établie, mais les époques ne sont pas nettement tracées. Une appréciation

---

(1) Leuret, *Indications à suivre dans le traitement moral de la folie*, in-8° ; 1846.

rigoureuse était donc nécessaire ; voici les règles que nous avons adoptées :

« 1° L'isolement, dans le plus grand nombre des cas ;

« 2° Les moyens pharmaceutiques, dans la période aiguë ;

« 3° Les moyens moraux, dans la convalescence ;

« 4° Un traitement inerte, dans la période chronique ;

« 5° Les moyens hygiéniques, dans toutes les périodes ;

« 6° Les moyens prophylactiques, après la guérison ;

« 7° Le traitement préventif et modificateur, dans le cas de disposition héréditaire. » Voici ce que M. Brierre de Boismont dit à ce sujet :

« La folie est fréquente parmi les rois, les courtisans, les grands, les riches. Aristote avait fait la remarque que les législateurs célèbres étaient fous mélancoliques. M. Esquirol a aussi remarqué que, chez les riches, l'aliénation était héréditaire trois fois sur six, et seulement une fois chez les pauvres. D'après Burrows, cette proportion serait plus considérable encore, puisqu'elle s'élèverait aux cinq sixièmes. Nous l'avons constatée sur la moitié environ des malades que nous avons observés en France, et sur un grand nombre de ceux que nous avons examinés en Italie, en Allemagne et en Pologne ; elle est fréquente entre les catholiques d'Angleterre, dans la société des Amis, et dans plusieurs maisons écossaises, chez les juifs, les princes. Il est peu de grandes familles en France qui ne comptent un fou ou un épileptique ; aussi la *nécessité du croisement des races* est-elle pour nous indispensable. Il y a longtemps que les historiens de Rome avaient fait la remarque que la ville éternelle aurait été détruite à la troisième génération, si les provinces, véritables artères de l'empire, n'y eussent continuellement versé leur sang le plus pur. » (Brierre de Boismont, art. ALIÉNATION MENTALE de l'*Encyclopédie catholique*.)

Daquin avait dit déjà : « Il y a une infinité de causes qui déterminent ou qui produisent la folie ; mais le germe de cette maladie est, sans contredit, bien plus promptement développé chez ceux où il se rencontre déjà une disposition héréditaire. Et pourquoi la médecine, au lieu de tourner ses vues du côté de la guérison de cette maladie, ne s'est-elle pas aussi attachée à la prévenir dans les familles dans lesquelles des individus ont été atteints? Je sens que l'amour-propre, dans ces circonstances, est un obstacle puissant aux sages efforts qu'aurait pu mettre en pratique cette science; mais, de bonne foi, qu'est-ce que cet amour-propre, sans doute mal entendu, vis-à-vis de l'affliction que cause cette maladie à toute une parenté, et à la pitié qu'excite le malheureux qui en est la victime?» (Daquin, *Philosophie de la folie*, p. 33.) (1)

V.

Traitement rationnel. — Nos considérations précédentes ont eu pour but d'établir, comme vérité positivement démontrée, que la science des maladies mentales est encore à créer, et que cette lacune, qui retombe tout entière à la charge des spécialistes et de l'éclectisme individuel qui a dirigé leurs recherches, implique une fausseté radicale dans les systèmes médicateurs généralement employés. Nous sommes désormais certain que, la folie devant présenter dans ses causes essentielles et primitives autant de variétés pivotales et de catégories exceptionnelles que la nature humaine embrasse de sphères d'activité et de modes

---

(1) C'est au médecin que devrait être confiée l'éducation physique et morale des générations; c'est d'après les principes de la pédagogie médicale que les enfants devraient être élevés. Dans chaque collége, dans chaque établissement d'éducation, il devrait y avoir un médecin chargé, non comme aujourd'hui, de remédier aux accidents, aux maladies provoquées par des jeux désordonnés ou un genre de vie en opposition flagrante avec les exigences de la nature, mais pour prévenir ces maux et veiller à l'application des règles de l'hygiène physique, intellectuelle et morale.

Notre honorable et savant confrère M. le docteur Ratier promet un livre dans lequel il traite cette question importante; nous espérons, dans l'intérêt de la science et de la société, que le *Traité de pédagogie médicale* ne se fera pas longtemps attendre.

divers dans l'essor de ses tendances, toujours profondément modifiées et le plus souvent contrariées par le milieu social et l'éducation, il est absurde, *a priori*, de prendre pour point de départ absolu une société variable, parce qu'elle est arbitraire, et, dans cette société, une raison tout individuelle, d'autant plus faillible que l'amour-propre et l'orgueil y tiennent de droit le premier rang. Il ne s'agit pas, en effet, de ces infirmités physiques où le malade, bien convaincu de sa situation par les étreintes de la douleur, s'abandonne aux mains qui doivent le guérir, avec cette confiance aveugle qui investit les hommes de l'art d'une autorité si souveraine et si incontestée; ici tout est changé: c'est une *intelligence* d'autant plus sûre d'elle-même, que la régularité des fonctions organiques, rarement troublée dans la véritable folie, du moins extérieurement, permet au malade une absolue sécurité, et le place de prime abord en lutte ouverte contre tout système de médication qui ne s'engrène pas avec ses illusions. Le spécialiste, de son côté, d'autant plus inflexible que son diagnostic est plus étroit, se trouve dès lors, sauf les *circonstances exceptionnelles* où le patient jouit, comme il arrive si souvent encore, de toute la plénitude de ses facultés, et parvient à remporter sur lui-même la plus difficile et la plus inespérée des victoires, se trouve, disons-nous, fatalement entraîné à fouler aux pieds la mansuétude de ses théories imprimées, et à recourir sans cesse pour refréner des rébellions qu'il faudrait savoir prévenir, aux expédients terribles de la force brutale, cet auxiliaire obligé des tyrans et des barbares. Or, la violence, toujours fâcheuse, même alors qu'elle prête aux lois le secours d'un appui encore aujourd'hui trop fréquemment nécessaire, est, dans le sanctuaire de l'art consacré à la guérison des infirmités mentales, un contre-sens aussi humiliant pour la raison du spécialiste que funeste aux infortunés qu'il se propose de guérir. Observons en passant que les barbares, toujours si prompts à employer la contrainte, ont un respect absolu pour l'homme atteint de folie ou, comme ils disent, d'inspiration divine.

Vous voulez, dites-vous, *calmer* vos malades et les bien convaincre que la force est souveraine dans les demeures qu'ils habitent (1), afin de les rendre dociles à subir vos médications, et vous ne songez pas que ces médications, presque toujours corporelles et cruellement douloureuses, amassent dans le cœur du malheureux soumis à la torture, des trésors de haine et de vengeance, que vos ménagements ultérieurs ne parviendront pas à faire évanouir (2). Vous ne considérez pas que ces trésors de haine et de vengeance élèvent à son maximum d'intensité la surexcitation de votre malade, au point de rendre permanente et totalement incurable l'irritation nerveuse qui porte le trouble et l'incohérence dans l'association de ses idées. Et puis, vous qui vous séparez si dédaigneusement de la médecine qui soigne les corps, sous prétexte que votre *scalpel* ne touche que la plus noble partie de l'être humain, son intelligence et ses passions, comment ne comprenez-vous pas que vous retombez ignominieusement dans le domaine que vous méprisez, en lui empruntant, pour votre pratique, ses errements les

(1) «Un médecin, partisan trop exclusif du traitement purement physique, ne trouva rien de mieux, pour empêcher une malade de se mordre, que de lui arracher les dents incisives de la mâchoire supérieure. » (Leuret, *Traitement moral*, p. 78.)

«J'ai vu dans des cas de ce genre (refus d'aliments), après quelques exhortations qui restaient sans succès, parce qu'elles étaient faites sans confiance dans leur résultat, des praticiens appliquer des ventouses, des vésicatoires, prescrire des purgatifs, et les malades mourir alors plus vite qu'ils n'eussent fait, s'ils avaient été complétement abandonnés à eux-mêmes. » (P. 95.)

«Un homme chargé d'un service d'aliénés, ayant compris la *recette morale* (de M. Leuret, d'une certaine manière), vint me dire un jour, avec un ton de reproche : «Vous vantez les douches ; j'en ai donné une à madame V..., et elle est morte ; je crois que la douche a contribué à sa mort.» Cela peut être, ajoute M. Leuret ; tous les remèdes font du bien, tous les remèdes font du mal ; l'art consiste à s'en servir à propos et à les administrer convenablement.» (Leuret, ouvr. cité, p. 75, 76.)

(2) Dans une maison de santé de Paris, dont nous ne dirons pas le nom, un aliéné, pour se venger des griefs qu'il croyait avoir contre le directeur de ladite maison, tua sa fille d'un coup de couteau qui traversa la région du cœur.

plus vulgaires ? N'y a-t-il pas ici, en effet, un aveu d'ignorance ou une aberration qui crève les yeux ? Mais ceci n'est que le prélude de cette longue et lamentable série d'erreurs que les médecins spécialistes sont condamnés à parcourir, depuis le plus simple degré de l'aliénation, jusqu'à son caractère le plus complexe et le plus difficilement appréciable. Leurs révélations à peu près identiques, malgré la différence de leurs idées particulières, sur l'instabilité de leurs observations et l'impossibilité de déterminer soit *a priori*, soit *a posteriori* une théorie positive, qui précise les causes spéciales des maladies nerveuses et, par suite, le traitement rationnel que leurs variétés infinies réclament, est une démonstration péremptoire qui, en nous révélant la fausseté radicale de leur point de vue, nous permet dès ce moment de mettre leurs systèmes hors de cause, et de produire résolument les déductions logiques qui découlent des principes que nous avons posés.

Nous avons dit, et le diagnostic confirme invariablement nos assertions, que les traces des lésions provoquées dans le cerveau et sur l'ensemble du système nerveux par la cause efficiente qui substitue chez l'halluciné, et même chez l'homme atteint d'une folie chronique bien caractérisée, l'illusion maniaque à la régularité normale des perceptions, échappent aux recherches de la plus minutieuse analyse; nous avons établi, par une comparaison dont la justesse nous paraît incontestable, que ces lésions ne sont pas plus visibles à l'œil nu que le passage de la foudre sur le fil conducteur de l'électricité. Nous disons plus encore : s'il est admis, et la morgue aristocratique de nos spécialistes ne permet aucun doute à cet égard, que les passions et l'intelligence jouent le rôle suprême dans ces dégradations fatales de la pensée, non-seulement l'examen du cadavre ne livrera pas le secret de la maladie, mais, dans la plupart des cas, les organes cérébraux offriront l'apparence d'un état sanitaire beaucoup plus complet que ceux des sujets étudiés, sous d'autres rapports, par les anatomo-pathologistes (1). En effet, la rotation perpétuelle de l'esprit dans une idée

(1) «De ces faits il résulterait d'abord cette conséquence curieuse et peut-être

fixe, qu'elle soit simple ou complexe, ne doit-elle pas avoir pour résultat de reporter sur l'appareil cérébral, où s'élaborent les principes du raisonnement, une somme d'énergie correspondante à la somme d'activité que cette situation exceptionnelle enlève à l'exercice normal de toutes les facultés réunies (1)? Dans son état naturel, l'homme ne pense pas toujours; il y a chez lui une foule de fonctions dont l'accomplissement machinal n'exige pas une dépense de réflexion bien supérieure à celle des autres animaux, dont il se rapproche par son organisme et la sphère de ses besoins corporels. Combien de personnes fort honorables, mais dont les prévisions sont circonscrites par un bien-être assuré ou la portée d'une organisation asservie au cercle d'idées qui résultent des soins obligés de leur ménage, vivent dans une quiétude qui exclut de leurs travaux habituels tout effort d'imagination ou d'intelligence! Certes, le cerveau d'un aliéné réel, pour peu que sa folie s'élève au-dessus des perturbations causées par la récurrence d'une ou de plusieurs passions sensuelles, devra recéler une fibre nerveuse autrement raffinée que celle d'un encéphale appartenant à la catégorie que nous venons d'indiquer. Que sera-ce si le titre caractériel du *sujet* se trouve au nombre de ceux dont l'avortement est amené par l'absence de tout rapport entre leur compréhension primitive et la nature ou le degré de développement qui leur est accordé!... Il est donc surabondamment prouvé que le praticien doit chercher ailleurs le criterium de ses jugements et sa vraie boussole de révélation, pour saisir à point nommé, avec la cause originelle de la maladie, le mode

---

inattendue, que, s'il existe une différence sensible de volume entre les têtes d'individus sains d'esprit et les têtes d'aliénés, cette différence serait à l'avantage des insensés, etc.» (Voyez Parchappe, *Recherches sur l'encéphale*, premier et second mémoire.)

(1) Pour raisonner juste, dit un auteur, le cerveau, semblable, sous ce rapport, aux instruments à cordes, ne veut être ni trop tendu ni trop relâché; ou, pour parler un langage plus scientifique, il a une capacité de stimulation au-dessus et au-dessous de laquelle il fonctionne mal.

de traitement exigé par chacun des cas particuliers, si variés et si complexes, qui viennent réclamer les secours de son art. Les moyens coercitifs, aussi bien que l'observation purement matérielle, se trouvant exclus de tout système sérieux, à quelles combinaisons faudra-t-il recourir pour maîtriser et faire disparaître les ravages d'une maladie qui serait l'opprobre de la raison humaine et le signe irréfragable de son éternelle déchéance, si les conditions sociales au milieu desquelles nous vivons étaient, comme on n'a pas craint de le dire, le dernier terme de nos perfectionnements, et le point où l'homme doit s'arrêter pour accomplir les vues providentielles du Créateur? Grâce au ciel, d'immenses et magnifiques campagnes nous restent encore à parcourir! elles sont là qui étalent devant nous leurs moissons éblouissantes, et depuis longtemps déjà nous les eussions aperçues, si nous n'avions pas les yeux opiniâtrément tournés en arrière.....

L'ingénieuse et savante antiquité, qui a découvert et mis en lumière tant de vérités philosophiques et morales que nous oublions communément de recueillir dans nos investigations rétrospectives, nous a légué, sous ce rapport comme sous tant d'autres, une idée féconde, qui, convenablement développée, nous eût livré depuis longtemps peut-être le secret d'une médication normale pour la maladie désespérante que les préjugés philosophiques régnants abandonnent encore à toutes les tentatives d'un empirisme barbare. Les anciens employaient la musique (1) pour calmer les sens et l'esprit des malades agités par

---

(1) «La musique, dit Platon, n'a pas été accordée aux hommes par les dieux immortels dans la vue seulement de réjouir et de chatouiller agréablement, mais encore pour calmer les troubles de leur âme, et ces mouvements tumultueux qu'éprouve nécessairement un corps rempli d'imperfections.»

Les anciens, qui nous ont conservé dans leurs ouvrages les observations les plus étonnantes sur les effets de la musique, s'attachaient par un instinct particulier à exprimer sur leurs instruments tous les mouvements, toutes les agitations des passions, et ils avaient acquis dans cette partie, par un long exercice, la plus grande habileté. Cet art, qui semble complétement ignoré aujourd'hui,

la fureur, et l'histoire témoigne que ce simple moyen, aidé de quelques précautions hygiéniques, suffisait presque toujours. Sans rappeler ici les effets connus de la harpe du jeune David sur l'âme égarée de Saül, combien d'exemples plus surprenants encore ne pourrions-nous pas alléguer? L'anecdote relative à la tarentule (1) peut nous sembler fabuleuse, mais ce qui ne peut pas être révoqué en doute, ce sont les phénomènes extraordinaires rapportés par des auteurs dignes de confiance.

Galien rapporte qu'un certain Damon, musicien de Milet, en jouant de la flûte sur le mode phrygien, avait excité à la fureur des jeunes gens pris de vin; il lui ordonna de changer de *mode*, et de jouer sur le dorien : aussitôt ces jeunes gens passèrent de l'état le plus violent au calme le plus parfait (2).

Tout le monde connaît l'histoire du conquérant Alexandre, qui, sous l'influence d'un joueur de flûte, alternant d'une musique belli-

---

parce qu'on s'attache plus à la partie mécanique, *brillante*, de l'exécution qu'à la partie sentimentale et vraiment poétique de la langue musicale, pourrait, grâce à l'harmonie dont nous pouvons ajouter les effets à ceux de la mélodie connue des anciens, opérer des prodiges analogues à ceux qu'ils nous ont transmis.

(1) Tout le monde connaît cette araignée dont tant d'auteurs ont parlé, entre autres le P. Kircher, J.-B. Porta, Baglivi, Gassendi, le père Schotti, Boyle, Mathiole, Willis, etc. etc. On sait aujourd'hui que la tarentule est innocente des maux dont on l'accusait autrefois, et que sa piqûre ne produit point, comme on le disait, ce désir insatiable de danser au son des instruments. Cette prétendue maladie, dont aucun auteur, comme l'observe Sauvages, n'avait fait mention avant le 15e siècle, n'était qu'une fourberie adroite imaginée à cette époque par des fous cherchant un prétexte à leur folie, ou par des femmes ennuyées de leur vertu, pour excuser leurs déréglements. Voyez, pour plus de détails sur ce sujet, Pontanus, auteur du 15e siècle, Ph. et Séb. Guidi, et le *Traité des effets de la musique sur le corps humain*, par J.-L. Roger, traduit du latin et annoté par E. Sainte-Marie, in-8o, 1803; Paris et Lyon.

(2) Galien, *de Placit.*, Hipp. et Plat., lib. 5, cap. 6.

queuse à des sons pacifiques, passait tour à tour de la fureur guerrière la plus extrême à la plus absolue tranquillité d'âme.

Chaque mesure, comme chaque mode de la mélodie, a une propriété particulière : il y a des mesures gaies, il y en a de vives, d'autres sont pleines de majesté. On voit par là l'influence qu'elles peuvent avoir sur nos passions. Quintilien (1) rapporte à ce sujet un exemple fort intéressant : Pythagore, voyant un jeune homme dont on avait excité la fureur, au point qu'il allait mettre le feu à la maison de sa maîtresse, qui avait introduit chez elle son rival, ordonne au joueur de flûte de changer aussitôt de *mesure,* et de reprendre le spondée, qui est composé de deux temps. La gravité du nouveau mouvement arrête le jeune homme furieux, et il reprend peu à peu tout son sang-froid.

Il nous serait facile de rassembler une série nombreuse de faits propres à consacrer cette proposition, que la musique exerce sur l'homme une influence qui ne peut être attribuée au pouvoir seul de l'imagination. Les ouvrages des anciens philosophes, ceux des médecins des différents âges, sont remplis d'observations qui ne laissent point de doute sur la réalité, sur la puissance des effets que la musique produit dans l'organisme de l'homme malade (2).

---

(1) Quintilien, lib. 1, cap. 10.

(2) L'influence de la musique sur l'âme peut être facilement démontrée par les principes mêmes de l'harmonie. Ces principes, loin d'être purement arbitraires, existent dans l'âme de tous les hommes ; ils sont établis sur certains phénomènes constants observés par les musiciens qui ont pu constituer ainsi une théorie régulière. On trouvera dans les ouvrages sur la théorie de l'art l'exposition des lois invariables sur lesquelles repose le système musical, et qui ne peuvent trouver place ici. Nous dirons seulement que la musique, étant une langue de sentiment et d'ordre, doit produire des effets différents, suivant les organisations diverses et les dispositions individuelles. Pythagore, Platon, Euler, avaient déjà reconnu que l'ordre réjouit l'âme. Or, cet amour de l'ordre que nous cherchons dans toutes les choses et qui existe en nous avant même que nous entendions des sons, peut servir à expliquer l'effet magique produit par la musique sur certains hommes.

Chaque ton, chaque mode excite nos passions d'une manière qui lui est propre

Nous ne dirons rien des effets merveilleux racontés par Pindare, Homère, Plutarque, Théophraste, ni de ceux que rapportent Diemerbroeck, Bonnet, Baglivi, le père Kircher, le père Marsenne, Haffenreffer, Boyle, le médecin Desault, etc. etc.

---

et qui souvent ne ressemble aucunement à celle du mode ou du ton qui le précède ou qui le suit.

Le premier ton, parmi ceux qu'on appelle *majeurs*, est plein de majesté et propre à exciter le sentiment religieux. Le second, lorsqu'il est tempéré, convient à la tendresse et à la pitié; lorsqu'il est plus animé, il invite à la joie. Le troisième et le quatrième expriment la tristesse; ils nous attendrissent en nous disposant aux larmes. Le cinquième se fait remarquer par sa noblesse et sa dignité; il élève l'âme et la porte aux entreprises difficiles. Le sixième et le douzième respirent l'ardeur des combats et enflamment le courage; ainsi des autres (*). Les modes *mineurs* se rapportent en général à la tristesse, à la pitié et à la crainte. Ces phénomènes admirables ne pourraient-ils pas être expliqués par une certaine analogie entre les tons de la musique et les passions radicales de l'homme ?

Voici une anecdote historique (**) propre à confirmer l'influence remarquable que la musique exerce sur les maladies de l'esprit. «Philippe V, roi d'Espagne, était atteint d'une aliénation mentale; la reine, qui savait combien ce prince était sensible aux charmes de la mélodie, manda le célèbre Farinelli à Madrid, afin d'essayer si la voix enchanteresse du virtuose pourrait porter quelque amélioration à l'état déplorable de son époux. Un concert fut préparé dans l'appartement voisin de celui du roi : Farinelli s'y surpassa. Pendant son premier morceau, Philippe éprouva d'abord une surprise qui se changea en émotion; le second air acheva de le transporter. Il ordonna qu'on lui présentât Farinelli, auquel il prodigua les éloges et les caresses; il promit au musicien de lui accorder la grâce qu'il lui demanderait. Farinelli, auquel on avait fait la leçon, supplia le roi de permettre qu'on le rasât et l'habillât, et de paraître ensuite à son conseil, chose dont il s'abstenait avec obstination depuis longtemps. Farinelli fut obéi. La santé du roi s'améliora progressivement, et il recouvra sa raison en continuant d'entendre chaque jour les concerts du virtuose italien.»

L'observation suivante, rapportée par Fournier-Pescay, l'auteur de l'article

(*) Voy. le Père Athanas Kircher, *Musurgia*, lib. 8, § 3.

(**) Voy. l'art. MUSIQUE du *Dictionnaire des sciences médicales*, t. 35, p. 70.

On trouvera dans les monographies de Lippius, Regnier, Medeira, Francus, Loescher, Ettmuller, Nicolaï, Widder, Van Swieten, Malouin, Sprengel, Roger et Etienne Sainte-Marie, Delagrange, Lamarche, Morel, etc., tout ce qu'on sait de plus curieux sur ce sujet.

MUSIQUE du *Dictionnaire des sciences médicales*, est bien propre à montrer l'importance thérapeutique de la musique.

«Bien que fort extraordinaire, dit-il, cette observation est d'une authenticité irrécusable; car je la tiens du docteur Bourdois de la Motte. Cet habile médecin donnait des soins à une jeune dame atteinte d'une fièvre qui présentait les symptômes les plus graves; les secours de l'art les plus judicieux ne purent en calmer les accidents, et le dix-huitième jour la malade touchait à son heure suprême. Le pouls était vermiculaire et presque inappréciable au tact; la face était hippocratique; les extrémités étaient glacées; la cessation de la parole et du mouvement annonçait la fin prochaine de la vie. Bourdois, en sortant d'auprès de la malade, aperçut dans le salon une harpe, et cet instrument lui fit naître une heureuse idée qu'il s'empressa de communiquer à l'époux désespéré, qui, dans sa douleur, conjurait le médecin, comme si la chose eût été en son pouvoir, de lui conserver celle qui allait bientôt lui être ravie.

«La proposition de faire de la musique près d'un lit de mort fut d'abord repoussée par la tendresse de cet époux. Toutefois, sur les instances de M. Bourdois, une excellente harpiste du voisinage fut appelée. Placée près du lit de l'agonisante, elle joua divers morceaux pleins d'expression. Déjà cette expérience durait depuis trente minutes, sans que la musique eût produit l'effet qu'on en espérait, heureusement on ne se lassa point. Après quarante minutes, l'habile observateur remarqua que la respiration devenait plus distincte, plus accélérée; bientôt les mouvements de la poitrine étaient, si j'ose me servir de cette expression, isochrones à ceux du rhythme musical. La musicienne redoubla d'ardeur: une chaleur vivifiante se distribua dans tous les membres; le pouls s'éleva, se régularisa; de profonds soupirs s'échappaient sans cesse de la poitrine; elle paraissait comme oppressée; tout à coup le sang jaillit du nez, et après une hémorrhagie d'environ huit onces, la malade reprit la parole; peu de jours après elle était convalescente. La dame objet de cette sorte de résurrection jouit depuis vingt ans (1819) d'une excellente santé.» (Article MUSIQUE, déjà cité, du *Dictionnaire des sciences médicales*, p. 69.)

L'emploi de la musique comme moyen général de médication dans les diverses périodes de l'aliénation mentale est donc un expédient thérapeutique qui se recommande d'abord à l'attention du praticien philosophe.

Mais c'est un agent qui, comme tous ceux que la matière médicale met à la disposition du praticien, peut faire beaucoup de bien ou beaucoup de mal ; l'art consiste à savoir en user à propos et d'une manière convenable. Que de considérations dont il faut tenir compte ! La disposition des lieux dans lesquels se trouve le malade, ses goûts antérieurs, ses habitudes, la passion qui le domine, etc. etc. Le *timbre* des voix ou des instruments, le *ton* et le *mode*, le *rhythme*, le *mouvement* et le *genre* des morceaux qu'on devra choisir, donnent lieu à autant de préceptes dont il est dangereux de s'écarter. C'est ce qui peut servir à expliquer les échecs nombreux qu'ont eu à subir ceux qui ont voulu appliquer la musique au traitement de la folie, sans tenir compte des conditions nombreuses que son emploi exige, ce qui leur en a fait nier l'utilité dans cette maladie.

L'art du compositeur, qui sait si bien nous communiquer toutes ses inspirations, ne devrait donc pas être tout à fait étranger au médecin qui se voue à la pratique des maladies mentales. Mais nous devons ajouter ici que les charmes de la mélodie ou de l'harmonie demeureraient stériles s'ils ne s'engrenaient pas avec les autres moyens que le praticien doit mettre en usage, et qui veulent être, avant tout, méthodiquement reliés entre eux.

La philanthropie moderne, si attentive et si prévoyante lorsqu'il s'agit de corriger et de ramener dans la bonne voie les natures dépravées que la société, dont elles sont devenues le fléau, enferme dans les prisons pour se préserver de leurs atteintes, n'a presque rien imaginé encore (1) pour arracher à l'horreur de leur position des vic-

(1) La ferme Sainte-Anne, située aux portes de Paris, et confiée par les conseils de M. Ferrus, médecin en chef de Bicêtre, aux soins et aux bras d'un

times autrement intéressantes que les sectateurs du vol et de l'assassinat. On admire et on bénit, à juste titre, les nobles cœurs qui ont fondé Mettray, Otswald, et qui, pour amender des criminels plus endurcis dans le vice que la jeune population de ces deux colonies, essayent dans les prisons et ailleurs des combinaisons qui, si elles ne révèlent pas toujours une connaissance bien approfondie de la nature humaine, témoignent, au moins, des intentions les plus généreuses. Quand verrons-nous le cœur et le génie de nos saint Vincent de Paule contemporains tourner leurs méditations et leurs bienfaits vers les tristes asiles où gémissent, au fond d'une tombe vivante, souvent au milieu d'intolérables tortures, des âmes en peine qui soupirent après la lumière?

Il est certain qu'à partir des besoins affectifs qui sortent du cadre passionnel revendiqué par la nature sensitive, il n'est pas une seule atteinte de folie qui n'exige des moyens curatifs proportionnels à la nature des facultés dont la lésion douloureuse et constamment prolongée a brisé la chaîne du raisonnement et provoqué l'aliénation mentale.

Oserait-on prétendre que l'image continuelle des travaux et des relations sociales, dont ses vagues aspirations poursuivaient le rêve alors que son intelligence était saine encore, ne serait pas propre à ramener chez l'aliéné, soit immédiatement, soit à la longue, l'équilibre mental que son absence avait rompu? Est-il permis de croire que son introduction dans ce *nouveau monde,* qui lui offrirait sans cesse, par l'expansion vraie des sentiments qui dominent en lui la réalité positive de l'état de choses dont son esprit halluciné caresse incessamment la chimérique et mensongère présence, ne rendrait pas le

---

grand nombre de travailleurs aliénés, mérite assurément des éloges, tant par le bien qui s'y fait, que par les améliorations dont elle est susceptible; mais c'est une idée qui, pour produire tout ce qu'on est en droit de désirer, doit être considérablement développée et appliquée sur de plus larges bases, en tenant compte de toutes les conditions qui peuvent en assurer le succès.

jeu normal à ses facultés désormais libres du joug fatal que l'idée fixe leur imposait? Nous raisonnons ici dans l'hypothèse d'une institution sociale dont Mettray, Otswald et tant d'autres établissements de bienfaisance nous ont depuis longtemps proposé l'exemple, et dont ils nous démontrent, au plus haut dégré, l'exécution praticable.

Le simple bon sens nous indique, dans la vie ordinaire, que, pour sauver de la mort, du suicide ou de la folie, les êtres qui nous sont chers, alors qu'une grande douleur a porté la perturbation dans leur âme, il est nécessaire de les arracher aux funestes influences du souvenir cruel qui mine leurs facultés. Combien de mères, d'épouses, de chefs de famille, etc. etc., ont été préservés d'un malheur que nos institutions actuelles rendent si souvent irréparable, par la sage prévoyance et la sollicitude attentive de leurs parents et de leurs amis? L'observation profonde et la science de la vie se trouvent ici suppléées par la simple intuition des plus doux sentiments du cœur. Contre-balancer et détruire par une diversion morale, etc. etc., ou par ce que nous pourrions appeler une *substitution absorbante*, dont la nature et les éléments varient suivant les circonstances environnantes, les causes de chagrin et de désespoir qui agissent si déplorablement sur les âmes; n'est-ce pas là le grand et précieux secret appliqué chaque jour, sous nos yeux, au sein des familles qui savent comprendre et observer les vrais devoirs de la vie sociale? Ce qu'on fait avec succès pour prévenir la maladie ne serait-il donc plus d'aucun secours pour la modifier et la guérir, lorsqu'elle s'est déclarée? Et les infortunés qu'elle frappe de sa foudre n'ont-ils plus rien à réclamer de nous, lorsque nous les avons séquestrés d'un monde qui n'a pas su répondre à leurs aspirations?

Ces considérations, nous n'avons pas besoin de le dire, ne se rapportent qu'aux sujets dont l'aliénation dérive du froissement des besoins du cœur, qui sont la base essentielle de la famille et de la sociabilité générale. Les cas de folie engendrés par le vice primitif de l'organisation, l'abus désastreux des passions sensuelles, et l'administration non moins désastreuse de certains médicaments dont le résultat habituel est de ravager la fibre et de porter le désordre dans les tissus, etc. etc., ne sauraient être rangés dans les catégories spéciales dont nous avons sommairement indiqué la thérapeutique rationnelle. Ces malades, que revendiquent à tort nos médecins spécialistes, et qu'en vertu même de leurs prétentions exclusives à s'emparer du monde moral, ils auraient dû laisser dans la clientèle de leurs modestes confrères, exigent un traitement physique dont les principes et des éléments ne sortent pas du domaine de la médecine ordinaire. Les moyens moraux, toujours très-utiles, seront subordonnés, dans cette occurrence, à ceux qui doivent attaquer le mal dans sa racine, dans ses véritables causes. Or, ces causes sont avant tout corporelles, c'est le physique qui agit sur l'âme, tandis qu'ailleurs c'est l'âme elle-même qui agit sur l'organisme.

Cette distinction, que les spécialistes n'ont jamais songé à établir, les eût conduit, sur-le-champ, à diviser les malades par catégories précises, non plus arbitrairement d'après le caractère des symptômes qu'ils présentent à nos regards, ou les résultats d'un interrogatoire qui livre rarement le vrai secret de l'aliénation, mais sur un examen approfondi, embrassant à la fois le physique et le moral du sujet, et allant chercher des éléments de certitude jusque dans les circonstances les plus secrètes de ses actes antérieurs ou de sa vie primitive.

Nous voyons ici combien est nécessaire au médecin la science complète de l'homme envisagé non dans son individualisme, mais collectivement. S'il n'a pas un critérium qui lui permette de parcourir d'un coup d'œil tous les cas possibles de folie; si, sur le simple aspect du malade, il n'est pas apte à déterminer le rang qu'il doit occuper dans la hiérarchie des caractères et des tempéraments, son diagnostic sera non-seulement superficiel, mais frappé d'un vice radical qui l'entraînera dans une suite d'erreurs aussi grossières que dangereuses. Il est rare, en effet, que le malade découvre, par ses mouvements ou ses paroles, la cause originelle de sa déchéance mentale. Hors le cas avéré d'érotomanie, toutes les manifestations suivent arbitrairement des influences qui agissent, dans un moment donné, sur un système nerveux que son irritabilité permanente rend tributaire de tous les objets qui l'environnent, et qui deviennent pour lui une source inépuisable de sensations et de perceptions aussi bizarres qu'imprévues. Un autre phénomène vient ajouter encore à l'incertitude, pour ne pas dire à l'insignifiance, d'un diagnostic basé sur de pareilles indications. Il est rare qu'un aliéné dont la position fut élevée ou honorable, et dont la folie a été provoquée par de honteux écarts ou de simples imprudences formant contraste avec la gravité de ses fonctions, ne se montre pas devant son juge sous des dehors capables de tromper l'œil le plus attentif et le plus exercé. Ceci n'est point calcul d'intelligence, mais indestructible instinct de la nature humaine, qui subit jusque sous ses dégradations les plus humiliantes l'empire tout-puissant de la loi morale. Un aphorisme, aussi juste qu'heureusement formulé, dit que l'hypocrisie est un hommage que le vice rend à la vertu. Nous trouvons cet aphorisme vrai jusque dans les cabanons de la démence. Il n'est pas nécessaire, pour la manifestation de ce phénomène, que le malade ait occupé des fonctions éminentes : le pauvre insensé qui, n'ayant pas même appris à lire, se croit le plus savant ou le plus puissant des hommes, qui se dit tour à tour roi, poëte, statuaire ou philosophe et qui était, dans son état normal, soumis au joug des passions les plus infimes, du sensualisme le plus grossièrement matériel, ne nous enseigne-t-il pas, par une révélation éclatante, que le destin de l'homme est d'aspirer sans cesse au perfectionnement intellectuel et moral de sa nature?

Pour tout observateur vraiment réfléchi, et dont le regard s'élance au delà des horizons étroits d'un individualisme athée, une seule visite à la Salpêtrière ou à Bicêtre en dit plus sur les défectuosités de notre organisation sociale et la loi supérieure des facultés humaines, que tous les écrits des philosophes et des moralistes qui ont disserté sur la matière.

Que conclure de tout ceci? Que le premier devoir du médecin philosophe qui veut consacrer ses veilles au traitement et à la guérison des maladies mentales est de rechercher, antérieurement à toute entreprise, à toute étude partielle sur chaque individu frappé de folie, les combinaisons diverses d'architecture, de travaux industriels, de relations affectives, etc. etc., qui dérivent des besoins de la nature humaine, et de réaliser, sur un plan proportionnel à l'étendue de ses moyens, et modifié suivant les obstacles que le milieu social lui présente, la conception fondamentale que son intelligence de praticien doit savoir dégager de toute hypothèse arbitrairement spéculative. Ce principe, que nous posons comme absolu, rejette loin de nous, tout d'abord, cette division des asiles où sont accueillis les aliénés, en myriades de prisons isolées, confiées à la garde de geôliers ombrageux, qui n'ont entre eux d'autres rapports que ceux d'une confraternité toujours si équivoque.

On a remarqué, et les spécialistes s'accordent tous à consigner cette observation, que les sujets atteints d'aliénation mentale exercent les uns sur les autres une influence extraordinaire. N'y avait-il pas là une indication précieuse qui, développée jusque dans ses dernières conséquences, eût conduit d'emblée, depuis longtemps peut-être, à la solution du problème si grave et si complexe sur lequel s'évertue en vain l'intelligence de tant de médecins?

Concevons, à la place du *système cellulaire* qui domine encore, de vastes édifices, jardins, vergers, cours, etc. etc., harmonieusement reliés entre eux, où les malades, divisés par catégories, suivant les causes originelles ou accidentelles qui ont déterminé leur maladie, rencontrent chaque jour, indépendamment des contrastes offerts par chacun d'eux, les affinités de caractère, de penchant, d'industrie, qu'ils ont vainement demandées au monde, dont ils sont séquestrés... Combien de rêves, d'hallucinations, maintenant encore incompréhensibles, et rangés parmi les délires les plus exceptionnels et les plus incurables, se changeront tout à coup pour les infortunés qui les subissent en réalités positives, dont la présence continue les arracherait bientôt au mirage décevant des illusions qui les égarent!

On sent ici que, dans les dispositions nouvelles exigées par l'application de nos principes, la séparation absolue des sexes deviendrait un contre-sens qui suffirait seul pour faire avorter le système général le plus savamment organisé. Si, dans les chagrins et les mélancolies passagères, la société des femmes est un secours indispensable lorsqu'il s'agit d'opérer la diversion dont l'âme a besoin pour retrouver son équilibre; que doit-ce être dans ces occurrences fatales où la pensée, assaillie par l'orage des passions ou les coups imprévus de la fortune, a succombé dans la lutte, et implore par ses cris de détresse la main habile et généreuse qui doit la sauver d'un complet naufrage!...

. . . .

Combien d'observations aussi neuves que sérieuses par leurs conséquences ne pourrions-nous pas développer ici? Elles s'offrent d'elles-mêmes à toute intelligence qui se sent la force de quitter les routes battues, et de s'affranchir des préjugés fâcheux qui ont répandu des ténèbres si profondes sur le diagnostic et le traitement des maladies mentales. Il faudrait des volumes pour accomplir ce travail, et nous ne nous sommes proposé que d'établir la question sur ses véritables bases, d'en montrer la prodigieuse étendue, et de faire entrevoir, par cela même, quelle vaste série de méditations elle impose aux ambitions généreuses qui entreprendront de la résoudre.

Nous éprouvons donc le besoin de mettre un terme à des considérations qui ne sont pour nous que de simples aperçus, et que nous eussions essayé déjà de formuler en théorie régulière, si nous ne devions laisser à de plus habiles le soin de remplir une tâche qui exige des années de labeur, la maturité de l'intelligence, et l'expérience d'une longue et laborieuse pratique.

Heureux si nous sommes parvenu, par l'exposé rapide des idées que nous avons émises, à solliciter l'attention d'une Faculté si haut placée dans le monde savant, sur un problème dont la solution intégrale doit à la fois jeter une lumière décisive sur les questions les plus ardues de la philosophie, et restituer au corps médical cette position éminente que l'immortel fondateur de la médecine lui a conquise, et d'où certains systèmes, bien intentionnés sans doute, mais à coup sûr dangereusement illogiques, l'auraient déjà fait descendre s'il pouvait être atteint par des erreurs privées, dont il repousse très-justement la solidarité.

FIN.

APPENDICE.

A.

Nous restituons à notre thèse, en le reléguant à la fin, ce que nous avions retranché dans la première édition, au sujet des idées de l'ancienne médecine sur le traitement de la folie; non pour augmenter la somme des matières contenues dans notre travail, mais pour faire voir, par un exemple, que beaucoup d'idées présentées de nos jours comme tout à fait neuves, par quelques-uns de nos spécialistes, n'ont pas moins de deux mille ans d'existence.

Traduire en français quelques passages d'une langue inconnue au vulgaire ignorant, n'est-ce pas là le grand secret, dans notre siècle besoigneux, de plus d'une célébrité philosophique et médicale ?

Traitement de la folie par les médecins anciens. — « Lorsqu'on parcourt un certain nombre d'auteurs de différentes époques, dit M. Trélat (ouvr. cit.), on trouve dans l'enchaînement de leurs travaux la preuve frappante d'une certaine paresse de l'esprit humain qui fait que chacun se plaît à répéter ses devanciers et à vivre de leurs idées; les mêmes explications, les mêmes moyens thérapeutiques, les mêmes histoires, sont reproduits avec la plus religieuse fidélité à des distances de plusieurs siècles. On ne saurait dire combien sont anciennes une foule de croyances ou de pratiques absurdes en vigueur aujourd'hui même, et qui n'ont souvent, sans qu'on s'en doute, d'autre raison de leur puissance que leur respectable vieillesse. Avec une pareille manière de procéder, l'émission d'une erreur est une grande calamité, car il est bien difficile de ruiner une opinion scientifique qui a pour elle la sanction des âges, et à laquelle se sont pliés et conformés tous les travaux partiels qui se sont faits depuis. » On va voir la justesse de cette observation en examinant le traitement de la folie de quelques auteurs depuis Hippocrate.

Au chapitre *de Morbo*, Hippocrate conseille dans la mélancolie une vie tranquille, régulière; l'absence de tout excès, la sobriété, la diète végétale, l'usage d'aliments frais, peu assaisonnés, la continence, l'exercice sans fatigue, jamais au soleil, et la saignée. « Lorsque la tête est gorgée de sang, dit-il, les malades sont quelquefois comme ivres, il faut ouvrir la veine. Mais alors on fait souvent de vains efforts pour soustraire plus de sang qu'il n'en reste dans l'organe envahi. Attribuant la maladie à la présence de la bile noire, il recommande de purger abondamment par le bas les gens travaillés de la bile noire, en suivant toujours la méthode d'employer les moyens contraires au mal » (1). Le purgatif d'Hippocrate était l'ellébore; mais il avait dégagé son administration de toutes les puérilités et les superstitions que le temps et la crédulité avaient mises en honneur. L'ellébore d'Anticyre jouissait d'une haute réputation, et pour être plus sûr de ne pas être trompé, on envoyait les malades prendre le remède sur les lieux mêmes; de là cette expression proverbiale si répandue dans la Grèce, pour désigner les personnes atteintes de folie : voyager à Anticyre, *navigare Anticyras*.

On a dit qu'Hippocrate s'était borné simplement au traitement physique; cette assertion tombe d'elle-même si on observe que la séparation de l'âme et du corps n'étant pas admise par les anciens, Hippocrate devait nécessairement réunir le traitement physique et le traitement moral.

Le savant et spirituel secrétaire perpétuel de l'Académie royale de

(1) *Aphorismes*, liv. 4, trad. de Littré; Paris, 1839-47.

médecine a découvert un document qui semble prouver que les anciens employaient l'isolement et les moyens moraux pour guérir les aliénés. C'est dans Plutarque et dans son naïf traducteur Amyot que M. Pariset a puisé le premier fait concernant le traitement moral; voici ce passage extrait de la vie d'Antiphon, rhéteur et médecin, qui vivait 411 ans à peu près avant Jésus-Christ :

« En mesme temps qu'il vacquait à la poésie, Antiphon composa aussi un art de remesdier aux ennuis et maladies de l'esprit, ne plus ne moins que les médecins guarissent les maladies et douleurs du corps ; et de faict ayant basti une petite maison à Corynthe sur la place, il meit un billet sur la porte qu'il faisoit profession et avoit le moyen de guarir de paroles ceux qui estoient ennuyez et attristez ; et leur demandant les causes de leurs ennuis, il les reconfortoit et consoloit leurs douleurs : toutefois, depuis, estimant que cet art et profession-là estoit trop petite et trop basse pour lui, il se remeit à enseigner la rétorique. » (Amyot, t. 13, p. 188 ; Paris, 1784, in-8°.)

Asclépiade (80 ans av. J. C.), au rapport d'Alexandre d'Alexandrie (lib. 6, cap. 5), dit que rien n'est plus propre à guérir les personnes en délire ou aliénées que le chant et la musique. Xénocrate faisait chanter des vers aux maniaques pour les guérir, et plusieurs autres médecins anciens ont souvent employé, avec succès, de pareils moyens dans le traitement de la folie.

Aretée (1), qui a laissé une belle description de la folie, indiqua sans doute un traitement qui méritait d'être conservé ; malheureusement cette partie de son ouvrage est perdue ; un fragment a seul échappé. Le médecin de Cappadoce recommande de ne saigner qu'avec réserve les mélancoliques ; cependant, s'il y a pléthore, la saignée pourra être répétée plusieurs fois, pourvu que ce ne soit pas le même jour. « On doit porter son attention sur l'état de l'estomac, qui est très-souf-

(1) Aretée vivait vers la fin du 1er siècle de l'ère chrétienne ou le commencement du 2e.

frant dans la mélancolie, la présence de la bile dans cet organe nécessite l'administration de l'ellébore noir; après la purgation, le malade sera mis au bain.

Aretée recommande ensuite les applications locales, embrocations, cataplasmes sur la région abdominale. Des ventouses scarifiées sur l'épigastre, dans le dos, sont souvent plus utiles que la saignée générale. Comme la cause prochaine du délire est dans le cerveau, il faut d'autres fois raser la tête et appliquer des ventouses sur le cuir chevelu. On remplit les indications fournies par la suppression du flux menstruel et hémorrhoïdal, en cherchant à les rétablir par des irritants portés sur les organes qui président à ces évacuations. Il signale la gravité des complications qui surviennent, les convulsions, la paralysie, d'autant plus incurables elles-mêmes, qu'elles tirent leur source de la mélancolie. Aretée conseille un régime substantiel, et, quand la maladie se montre rebelle, il envoie les malades aux eaux thermales : celles qui sont chargées de bitume, de soufre, d'alun et d'autres substances médicinales, sont préférables. Indépendamment de l'action des eaux, les distractions des voyages sont très-favorables aux aliénés. Il préconise en outre les exercices gymnastiques, les promenades, les frictions (1).

Soranus et son traducteur, Cœlius Aurelianus (2). — Ces deux médecins ont un grand éloignement pour les médications violentes, pour les émétiques, les purgatifs. Partout ils manifestent la crainte que le mal ne soit augmenté par la vivacité du remède employé; ils conseillent un usage fréquent de la gestation, des fomentations chaudes, des onctions huileuses, des cataplasmes, des fumigations, des frictions, de la diète, des bains, des sangsues et des ventouses; reconnaissent à l'air la plus grande influence sur l'état du malade, soit qu'il soit chaud, frais, pur, sec ou humide, engagent les médecins à ne pas négliger le parti

(1) Aretée, *De la Cure des maladies chroniques*, ch. 5, trad. de Renauld, l. c.

(2) Cœlius Aurelianus, *Chronic.*, lib. 1, cap. 5. — Trélat, *Recherches historiques*, p. 19.

qu'ils peuvent tirer de ses modifications, et rejettent toute médication empirique et toute formule superstitieuse.

Ils font un long examen de la *paralysie*, et conseillent contre cette affection les saignées abondantes, les applications excitantes sur l'organe atteint, les *douches*, les *bains de mer*, les *eaux minérales naturelles, principalement celles qui sont chaudes*.

Malgré la longueur de la citation, nous allons transcrire ici, dans son entier, le traitement de Cœlius Aurelianus, tel que M. Trélat l'a exposé dans ses *Recherches historiques sur la folie* (1). C'est, sans contredit, pour le fond, l'un des plus beaux morceaux de la médecine antique.

Les maniaques doivent être placés dans un lieu médiocrement clair, d'une température modérée, et dont la tranquillité ne soit troublée par aucun bruit. Aucune peinture n'ornera les murs de leur habitation ; l'air y pénétrera par des ouvertures élevées. On les placera au rez-de-chaussée plutôt que dans les étages supérieurs, car la plupart sont disposés, dans leurs accès, à se précipiter. Leurs lits doivent être très-solidement assujettis et opposés à l'entrée des chambres, afin que les malades ne voient pas les personnes qui entrent et ne soient pas irrités par la variété des figures. S'ils sont dans une agitation telle qu'on ne puisse leur donner d'autre coucher que la paille, elle doit être bien choisie, préparée, dépouillée de tout ce qu'elle contient de dur, afin que son contact soit doux et inoffensif.

Si quelque partie du corps a souffert des mouvements du malade, il faut y faire des applications tièdes, en le contenant pendant ce temps par des tissus mous et d'une grande propreté, passés circulairement autour de la tête, des épaules et de la poitrine. Il faut employer des fomentations d'huile chaude mélangée à cause de ses propriétés émollientes, à une légère décoction de fenugrec, de mauve ou de graine de lin ; on interdira les allées et venues fréquentes, principalement de la part des étrangers, et on recommandera rigou-

(1) Voyez aussi *Journal des progrès et institutions médicales*, t. 5; 1827.

réusement aux surveillants de réprimer les écarts des malades, de telle sorte qu'ils ne les exaspèrent jamais par trop de vivacité, et qu'ils ne les mettent cependant pas dans le cas d'augmenter leurs excès par trop de condescendance; mais qu'au contraire, ils leur laissent toujours voir que leurs fautes ont été reconnues, et usent tantôt avec eux d'une indulgence motivée, et tantôt d'une réprimande peu amère, avec l'explication de l'avantage qu'il y aurait eu à mieux faire.

« S'ils s'agitent et se laissent difficilement contenir, ou sont irrités par la solitude, il faut recourir à un certain nombre de surveillants, et leur ordonner de se rendre maîtres des malades, pour ainsi dire, sans qu'ils s'en aperçoivent, en s'approchant d'eux comme pour leur faire des frictions, afin de ne jamais les provoquer. Si la vue des hommes les irrite, et seulement dans des cas très-rares, on emploiera les ligatures, mais avec les plus grandes précautions, sans aucune secousse, en recouvrant attentivement toutes les articulations, avec le soin de ne se servir que de liens d'une texture molle et délicate, car les moyens de répression, employés sans ménagement, augmentent et même font naître la fureur au lieu de l'apaiser. S'ils ont de la crainte et du respect pour une personne, il ne faut pas qu'ils la voient souvent : les fréquentes entrevues compromettent un pareil ascendant. Mais, en cas d'utilité, et lorsqu'ils résistent aux volontés de ceux qui les entourent, il faut recourir à cette autorité de la crainte ou du respect. Si on remarque que la lumière les excite, il faut tâcher d'en priver leurs yeux, sans soustraire le reste de leur corps à son action. Il convient d'user d'abord de l'abstinence, et de recourir à la saignée si les forces le permettent. S'il ne se présente aucune contre-indication, elle doit être répétée de temps en temps. L'un des meilleurs moyens d'appréciation du degré de force se tire de l'état du pouls, il faut bien faire attention s'il est fort ou faible.

« On ne doit commencer à donner des aliments qu'avec les plus grandes précautions, et n'en permettre, lorsque le temps sera venu, que de légers, ténus, d'une très-facile digestion, comme du pain bouilli ou un léger potage de farine d'épeautre, ou toute autre préparation analogue. Le malade doit être nourri de cette manière tous les deux jours, pendant le déclin de l'affection. Il ne faut pas négliger de lui donner des lavements, si ses évacuations ne sont pas régulières ; dans un grand nombre de cas, le ventre doit être couvert de cataplasmes émollients, qui descendent jusqu'au pubis et à la région de la vessie, afin qu'aucun organe n'éprouve la moindre gêne, s'il est possible, car, pour peu qu'il y en ait, elle ne manque pas, dans un pareil état, de se faire sentir à la tête. On doit observer avec grand soin la forme du délire, et recourir à l'influence salutaire des impressions morales, des idées gaies, des nouvelles capables de donner quelque relâche à l'esprit.

« Si la maladie demeure stationnaire, la tête doit être rasée. On applique et on promène des ventouses scarifiées, d'abord à la poitrine, entre les épaules, car les régions supérieures ont d'étroites connexions avec la tête; puis à l'occiput, au vertex et aux tempes. Mais ces applications à la tête ne doivent être ni trop rapprochées ni trop largement faites, car leur trop vive excitation, au lieu de n'agir que sur les téguments, appellerait le sang des autres parties du corps sur celle qui est déjà malade, et augmenterait conséquemment l'aliénation. Les sangsues pourront être aussi apposées au front et aux tempes, en ayant soin de favoriser ensuite l'écoulement du sang par des cataplasmes de pain ou de toute autre substance adoucissante, ou par des éponges imbibées d'eau chaude. Si les symptômes persistent, on remettra ce même moyen en usage, le second ou le troisième jour, et plusieurs fois au besoin. Si les régions couvertes de ventouses et les piqûres de sangsues sont douloureuses, on les humectera soit avec de l'huile, soit avec une décoction d'eau de mauves, ou on y fera des onctions de cérat.

« S'il survient des veilles fatigantes, il faut recourir à la gestation sur un lit suspendu ou sur une chaise à porteurs, ou même sur les mains enlacées. On peut mettre aussi en usage le bruit de la chute continuelle d'un filet d'eau d'une certaine hauteur : ce son monotone endort souvent les malades. L'application d'éponges chaudes sur les paupières relâche les duretés dont elles deviennent le siége à la suite d'une longue privation de sommeil, et étend peut-être son action émolliente jusqu'aux membranes cérébrales.

« Lorsque l'accès décline, que le délire se dissipe et que le sommeil reparaît, il faut donner des aliments plus variés, médiocrement réparateurs. Quand les malades ont repris des forces, il faut les obliger à la promenade et aux exercices du corps, toujours utiles pour la conservation de la santé, mais bienfaisants surtout en pareille situation. Il faut aussi les engager à exercer leur voix; on leur fera lire des écrits contenant quelques fautes, ce qui offrira en même temps l'avantage d'exercer leur esprit à la constatation des imperfections de style qu'ils ont sous les yeux. Les lectures qu'on leur permettra seront toujours simples et d'une intelligence facile. On conversera avec eux, on leur fera beaucoup de questions, sans cependant les fatiguer jamais; car cette sorte de travail et celui d'une lecture assidue causent une aussi grande lassitude que les mouvements immodérés du corps. On aura recours, après la lecture, aux jeux de la scène, dont la récréation dissipera une tristesse prête à se faire ressentir, ou des craintes frivoles sur le point de se réveiller.

« A une époque plus avancée du traitement, on occupera les malades de méditations et de discussions plus graves, pour rendre à leur esprit toute sa capacité, mais avec la précaution que le début des sujets traités soit sans chaleur, que la narration, au contraire, et la démonstration soient claires, complètes, sollicitent un débit animé, et que l'épilogue soit bref et négligé. Il ne doit se trouver parmi les auditeurs que des personnes de la connaissance des malades, qui donnent de temps à autre quelque relâche à l'esprit de l'orateur, par leurs approbations bienveillantes. Après cet exercice, on s'empressera de les conduire à la promenade ou de leur faire des frictions sur le corps. »

« Quant à ceux qui sont illettrés, on ne traitera avec eux que des questions de leur état. On parlera au laboureur de la culture des champs, au marin de la navigation. Si on a affaire à un homme ignorant de tout, on ne lui présentera que des sujets très-généraux ou des séries de nombre. On peut, en effet, trouver des aliments convenables à tout genre d'esprit, mais il s'agit surtout de flatter agréablement celui qu'on traite.

« La nourriture doit devenir, ainsi qu'on l'a dit, de plus en plus substantielle. Après avoir donné des légumes, des herbages, on peut arriver aux poissons, à la cervelle de différents animaux, qui est un aliment de très-facile digestion, puis aux petits oiseaux. On n'accordera que plus tard les oiseaux plus volumineux, les grives, les jeunes pigeons, et on sera encore beaucoup plus réservé à l'égard du lièvre et du chevreuil. On permettra un peu de vin faible et léger, d'abord tous les cinq jours, puis quatre, trois, deux, jusqu'à ce qu'on soit arrivé ainsi par degrés à pouvoir en donner chaque jour.

« Lorsque le malade n'éprouvera plus aucun symptôme et sera devenu moins impressionnable, le changement d'air lui sera d'un grand avantage. Les voyages de terre et de mer, les distractions de toute espèce, les récréations d'esprit, les conversations agréables, affectueuses, produisent un excellent effet ; car l'ennui et les passions tristes reprennent facilement les personnes qu'ils ont affectées, et si des hommes sains et bien portants peuvent tomber tout à coup dans différents états morbides sous l'influence du chagrin, ces effets sont bien plus à craindre pour ceux qui sont à peine guéris, et qui se trouvent pour ainsi dire encore dans l'atmosphère de leur maladie. On pourra permettre au convalescent, s'il le désire, d'aller entendre les leçons des philosophes, elles dissipent souvent la tristesse, la crainte, les emportements, et peuvent ainsi contribuer puissamment au rétablissement de la santé. »

Si la maladie, au lieu de se guérir, demeure stationnaire ou s'aggrave, Soranus conseille de revenir aux moyens mis en usage, aux applications, aux embrocations, aux ventouses, à la section des cheveux, à l'exposition du corps à l'ardeur du soleil, pourvu que la tête soit soustraite à son action, aux sinapismes, aux violents exercices de différente nature.

« Il combat plusieurs conseils donnés par ses devanciers et ses contemporains, touchant le traitement des maniaques. Ils prescrivent, dit-il, de les placer, dans tous les cas, dans l'obscurité, sans examiner si fréquemment l'absence de la lumière ne les irrite pas, sans s'assurer si cette condition ne peut souvent contribuer à embarrasser la tête plus qu'elle ne l'est. Ils conseillent aussi une abstinence immodérée, sans aucune exception, oubliant que c'est un moyen sûr de jeter quelquefois le malade dans une faiblesse mortelle, et de le soustraire à l'action des moyens qui pourraient être mis en usage, s'il était moins épuisé. Ils semblent plutôt délirer eux-mêmes qu'être disposés à guérir leurs malades, lorsqu'ils les comparent à des bêtes féroces qu'on adoucit par la privation des aliments et par les tourments de la soif. Séduits sans doute encore par la même erreur, ils veulent qu'on les enchaîne cruellement, sans penser que leurs membres peuvent être meurtris ou fracassés, et qu'il est plus convenable et plus facile de les contenir par la main des hommes que par le poids souvent inutile des fers. Ils vont jusqu'à conseiller les *violences corporelles*, le *fouet*, comme pour forcer le retour de la raison par une pareille provocation, traitement déplorable qui ne fait qu'aggraver leur état, ensanglanter leurs membres, et leur offrir le triste spectacle de leurs douleurs au moment où ils reprennent l'usage de leur intelligence. Ils veulent qu'on les endorme par l'action des médicaments, du pavot, et provoquent un assoupissement, une torpeur morbide, au lieu d'un bon sommeil. Ils frictionnent la tête avec de l'huile de rose, du serpolet ou du castoreum, et excitent ainsi des organes qui ont besoin de relâchement. Ils font un usage peu judicieux de l'application du froid, ignorant combien cette action thérapeutique est souvent excitante. Ils recourent avec aussi peu de mesures aux lavements irritants, et ne retirent souvent de ces injections plus ou moins âcres d'autre résultat que la dysenterie.

« Ils conseillent l'ivresse (Thémison), comme si la manie n'était pas souvent causée par les excès du vin. Ils usent *sans discernement* (Asclépiade et Thémison) de l'excitation de la musique, qui peut produire de bons effets lorsqu'on en fait une juste application, et faire au contraire beaucoup de mal dans un grand nombre de cas. On a dit que le rhythme phrygien, plein de douceur et de vivacité à la fois, convenait assez à ceux qui sont tour à tour accablés de chagrin et transportés de fureur, et le dorien belliqueux à ceux qui se livrent à des niaiseries et à des éclats de rire puérils; mais il arrive souvent que de pareils accords déterminent chez les malades une agitation furieuse, ce qui fait dire qu'ils sont possédés de l'esprit divin. On a conseillé aussi de tâcher de rendre les aliénés accessibles à l'amour, mais cette passion est souvent la cause de leur maladie. C'est ainsi qu'on en a vu s'imaginer descendre dans les enfers par amour pour Proserpine, et croire avoir obtenu la faveur d'épouser cette déesse, bien qu'elle fût la femme d'un autre. Un homme épris pour la nymphe Amphitrite se jette dans la mer.

« Il est absurde de penser que l'amour, qui est souvent une fureur, puisse réprimer une agitation furieuse. Il est difficile de dire si l'acte générateur doit être permis aux aliénés (1) : la répression des désirs qu'ils éprouvent les agite quelquefois, mais plus souvent encore ils se trouvent dans un état plus fâcheux après l'acte vénérien.

« Cœlius Aurelianus condamne Asclépiade et Praxagore de conseiller dans les affections cérébrales, et principalement dans la léthargie, l'emploi des médicaments excitants, tels que le vin pur, le poivre, l'absinthe, le musc, le castoreum, la rue, les baies de laurier, et les substances propres à favoriser l'éternument, et à impressionner désagréablement l'odorat, telles que la laine, la corne ou les cheveux sur les charbons ardents. »

Celse, qui vivait sous l'empire de Tibère (vers l'an 40 de notre ère), dans son livre *de Medica*, traite assez longuement de l'aliénation mentale. Après avoir décrit les divers genres de délire, il donne le conseil de se tenir en garde contre la ruse des aliénés, qui feignent

---

(1) A une époque plus avancée, Oribase conseille le coït. *Sympos.*, lib. 1, cap. 6. Forestus, *Mania ex semine retento*, lib. 10, obs. 24.

d'être calmes et devenus raisonnables, pour être détachés; de placer dans un appartement éclairé le malade que les ténèbres épouvantent, et dans l'obscurité celui que le jour agite.

« Pour agir sur l'esprit des aliénés, il faut employer des moyens différents, selon la nature du délire. On bannira les vaines terreurs, comme on le fit chez un aliéné fort riche, qui avait peur de mourir de faim, et auquel on annonçait de temps en temps de fausses successions; on réprimera l'audace des malades en ayant recours même aux coups: *plagis coercendus est*... si c'est nécessaire (lib. 3, chap. 18). Il faut arrêter les ris insensés de quelques-uns par les réprimandes et les menaces, charmer la tristesse de quelques autres par la symphonie, le son des cymbales et autres instruments bruyants. On doit cependant se prêter plus souvent à leurs idées qu'on ne doit y résister, et il faut ramener peu à peu, non pas brusquement, l'esprit à la raison. Quelquefois aussi il faut exciter leur attention : si c'est un homme instruit, par exemple, on lui lira quelque ouvrage, correctement si cela lui fait plaisir, ou bien on lui lira mal si cela le choque; le malade alors est obligé de réfléchir pour corriger. On force même ces sortes de malades à réciter par cœur, s'ils se souviennent de quelque chose. On a guéri des malades qui ne voulaient pas manger, en les mettant à table avec d'autres convives. Les aliénés ne dorment que difficilement; cependant le sommeil leur est nécessaire; la plupart ne guérissent que par là. » M. Archambault, à qui nous empruntons ces citations, résume ainsi les travaux de Celse sur la folie : « La description de Celse laisse beaucoup à désirer sous le rapport de l'exposé des symptômes et de la marche de la maladie; mais celui qui est un peu au courant de la médecine des aliénés reconnaîtra avec quelle précision, quelle netteté, quelle profondeur de vues le traitement moral est ici indiqué : exercices de l'intelligence et de la mémoire du malade, et moyens variés de les provoquer; exercices du corps, répression des écarts des aliénés, concessions à faire à leurs vues erronées; conseils salutaires sur la conduite à tenir à l'égard des malades, la surveillance à exercer sur eux, le choix des gardiens, sur la nécessité des voyages pour assurer leur guérison : telles sont les indications thérapeutiques qui démontrent les progrès qu'avait faits la médecine mentale, et que rien jusqu'ici ne permettait de soupçonner. Pourquoi faut-il qu'un précepte contraire à l'humanité, qui doit toujours servir de guide dans l'exercice de la médecine, précepte que nous avons souligné et qui prescrit d'exercer la contrainte sur le malade par la faim, les chaînes, les coups, *fame, vinculis, plagis, coercendus est,* vienne déparer d'aussi précieux conseils et navrer le cœur, quand on pense qu'il a servi de fondement à la pratique barbare qui s'est maintenue en Europe jusqu'à l'époque de Pinel, malgré les sages remontrances de Cœlius Aurelianus (1) !

La description de l'aliénation mentale par Aretée et le traitement de cette maladie par Cœlius Aurelianus sont bien certainement le dernier mot de l'ancienne médecine sur les affections de l'esprit.

Pendant quatorze siècles, le galénisme, c'est-à-dire le code systématique dans lequel le médecin de Pergame avait renfermé la science des maladies, pesa sur les esprits, sans que nul osât s'élever contre un seul de ces dogmes. Ce n'est en quelque sorte que d'hier que l'étude de l'aliénation mentale, ramenée dans la voie tracée par Aretée et Cœlius Aurelianus, a été reprise, et que les successeurs immédiats de ces deux médecins sont, sous le point de vue des progrès de la science, malgré le nombre de siècles qui les séparent, Daquin, Pinel et Esquirol.

Nous ne ferons pas l'analyse scientifique des travaux de Galien (2) ni des médecins qui le suivirent. La plupart se bornèrent à commenter les théories galéniques sur l'influence de la bile noire et de la pituite, ou se contentèrent d'y substituer d'autres hypothèses pour le moins aussi subtiles.

Nous ne ferons que mentionner, en passant, les auteurs qui, dans cette période de quatorze siècles, s'occupèrent de la folie.

(1) Archambault, Introduction historique, etc., p. 49 de sa traduction du *Traité de la folie*, par Ellis, 1 vol. in-8°; Paris, 1840.

(2) Galien, *de Morb. vulg.*, comment. 2. *De attenuante victus ratione.*

Marcellus de Seïde, en Pamphilie, fit, au 4e siècle, une description en vers héroïques de la lycanthropie (1).

Némésius, premier évêque d'Emèse, chercha à localiser les fonctions cérébrales, plaçant le siége de la sensibilité dans la cavité antérieure du cerveau, la mémoire dans la cavité intermédiaire ou moyenne, et l'entendement dans la postérieure. Le même auteur dit que les artères doivent recevoir le sang des veines et le distribuer ensuite dans tout le corps.

Alexandre de Tralles (2), qui vivait vers l'an 560, ne fit que reproduire ce qu'avaient écrit Aretée, Cœlius Aurelianus et Galien, délayé au milieu des développements et des divisions infinies d'une doctrine qui n'avait fait, depuis son origine, que s'accroître et augmenter les embarras de la science.

Les travaux de Paul d'Egine, qui vivait sous le calife Omar (en l'an 630), indiquent un état plus avancé de la médecine mentale et surtout une meilleure tendance. Le traitement indiqué par cet auteur est, à peu de chose près, celui d'Aretée et de Soranus.

Les Arabes, les médecins traducteurs et hippocratiques des 15e, 16e et 17e siècles, se livrèrent à de vaines discussions et à des subtilités qui empêchèrent la médecine des aliénés de faire aucun progrès. Nous ne parlerons pas des théories chimiques de Paracelse exagérées et spititualisées par Van Helmont, ni de celles de leurs successeurs, qui ne se font remarquer que par le mélange de toutes les suppositions de l'humorisme avec celles de la chimiatrie. Disons un mot seulement d'un auteur du 15e siècle qui s'est fait l'écho des conseils inhumains échappés à Celse dont nous avons parlé plus haut.

Jacob Sylvius, en 1480 (*Doctrine de l'humorisme, de la coction des humeurs ; fermentation acide et alcaline de ces humeurs*), dit : « On ne

---

(1) Voyez Aetius, *Tetra bibli*, 2, serm. 2, cap. 11. *De insania lupina aut canina*, trad. lat. de J. Cornario, t. 2; Lyon, 1560.

(2) Alexandre de Tralles, *de Arte medica*, lib. 12; édit. de Haller, *In arte medic. principes*; Lausanne, 1772.

doit jamais s'approcher seul des mélancoliques et sans bien observer leurs mains, leurs pieds, leur visage, car beaucoup d'entre eux paraissent d'abord avoir toute leur raison, et peuvent tout à coup frapper les médecins et autres assistants. Il faut bien remarquer leurs caprices, afin de pouvoir y complaire ou y résister au besoin. *Les uns doivent être querellés, d'autres frappés ou attachés, tous doivent être constamment entourés de gardiens robustes* » (1). Il faut mettre en regard de pareils préceptes, la conduite que tenait et que recommandait de tenir Daquin, dont nous parlerons bientôt.

François Sylvius de le Boe (en 1620) écrit que « quiconque ne sait pas traiter les maladies de l'esprit n'est pas médecin. J'ai eu à soigner un grand nombre d'affections de cette nature ; j'en ai guéri beaucoup, et bien plus assurément par les impressions morales et les secours du raisonnement qu'à l'aide des médicaments. L'exercice de l'esprit, l'action des sens sur les objets, ont leur utilité. Les erreurs de jugement seront corrigées en suspendant constamment la précipitation de cette faculté, et l'arrêtant sur des choses examinées, et en ne désemparant pas qu'elles n'aient été bien jugées. Les malades qui sont livrés constamment à des idées de vanité et de domination doivent être considérés comme incurables » (2).

Félix Plater a laissé sur la mélancolie de nombreuses observations d'autant plus remarquables qu'elles sont complètes, c'est-à-dire que les symptômes, leur marche, le traitement, sont exposés avec soin. Il s'est longuement étendu sur les différences d'intelligence, de mémoire, que présentent les hommes, et qu'il attribue à des différences d'organisation (3).

Après Plater ; Sydenham, Sennert, Highmore, Willis, firent quelques observations utiles.

---

(1) Jac. Sylvius, *Melanch. morb. curatio*, p. 413 ; Genève, 1630. Traduction de M. Trélat.

(2) *Francisci Deleboë Sylvii medicinæ practicæ opera medica*, p. 253 ; Venetiis, 1733.

(3) Fél. Plater, *Praxeos medicæ* ; Bâle, 1656. *Observ.* ; id., 1641.

Willis conseille dans la mélancolie, pour éloigner la crainte, la haine, le chagrin et toutes les autres passions tristes, et distraire l'esprit, d'avoir recours aux conversations, aux réunions, au chant, à la musique, à la peinture, à la danse, à la chasse, à la pêche. Si on ne réussit pas par ces distractions, *il faut forcer le malade à s'occuper d'études mathématiques ou chimiques*, le faire voyager : souvent le changement de lieu a guéri; d'autres fois il faut le forcer à s'occuper de ses affaires, de soins domestiques, de travaux agricoles. Le mélancolique ne doit point être laissé seul ni livré à lui-même. Dans l'isolement, son esprit s'abandonne aux chimères qu'enfante l'imagination. Dans la manie qui précède ou suit la mélancolie, l'auteur malheureusement ne connaît pas d'autre régime moral que les chaînes et les coups; les supplices (*supplicia*) sont plus utiles que les médicaments !!! Cependant Willis recommande de placer ces insensés dans des établissements construits exprès (1).

Baglivi rappelle le procédé de la submersion sous l'eau pour guérir les insensés, employé, dit-il, avec succès en Angleterre (2).

Valsalva conseilla de traiter avec plus de douceur les aliénés (3).

Cullen a traité assez longuement de l'aliénation mentale, mais il semble avoir trop négligé le traitement, sur lequel il n'apporte aucune lumière nouvelle. Il renouvelle le conseil barbare de Celse, quand, en parlant de la terreur à imprimer aux aliénés, il dit que, pour la leur inspirer, il sera nécessaire de recourir quelquefois au fouet et aux autres châtiments corporels (4).

Pinel, nommé médecin de Bicêtre en 1792, abolit l'usage des

---

(1) Th. Willis, *Opera omnia*, t. 2, cap. 11, 12 et 13; Amsterdam, 1682.

(2) Baglivi, *Opera medica;* Lyon, 1704, in-4°.

(3) Valsalva dans Morgagni, *de Sedib. et causis morb.*, etc.; Paris, 1820-22. Edit. Chaussier, Adelon, 8 vol. in-8°.

(4) Cullen, *Eléments de médecine pratique*, t. 2, traduction de Bosquillon; Paris, 1797.

chaînes dont étaient chargés les aliénés; et déposant, comme il le dit lui-même, son bonnet de docteur, il étudia l'aliénation mentale en dehors de toute idée théorique, et revint au traitement établi quinze cents ans auparavant par Cœlius Aurelianus. Le livre du médecin français fut le point de départ d'une ère nouvelle pour l'aliénation mentale (1).

Sans doute, avant Pinel, des médecins avaient déjà publié des ouvrages remarquables, mais nul ne sut conquérir l'autorité du médecin français.

Daquin donne d'excellents conseils et s'élève contre l'abus des saignées répétées pour combattre la folie, et surtout contre la coutume barbare de maltraiter les fous. « J'oserais même avancer, dit ce sage médecin, que celui qui voit un fou sans être touché de son état ou qui ne le voit que pour s'en amuser, est un *monstre moral*... Parmi le nombre des malheureux atteints de folie et soumis à mes soins depuis dix-sept ans, certainement je n'ai pas toujours réussi, quelques moyens que j'aie employés, mais au moins j'ai la douce satisfaction de les avoir consolés et de n'avoir jamais aigri leurs maux; et si j'ai manqué de talents, je n'ai manqué ni de bonne volonté ni de persévérance à leur être utile. Je suis toujours entré dans leurs tristes réduits sans crainte, le plus souvent tout seul et sans réfléchir même qu'étant presque toujours méchants, insidieux et doués d'une force surprenante, ils pouvaient attenter à ma vie... Je puis même assurer avec la plus exacte vérité qu'aucun d'eux n'a seulement jamais pris de travers contre moi... » (2).

---

(1) Pinel (Ph.), *Traité médico-philosophique de l'aliénation mentale*, 1 vol in-8°; Paris, an IX, et 2e édit., 1809.

(2) *De la Philosophie de la folie*, où l'on prouve que cette maladie doit plutôt être traitée par les secours moraux que par les secours physiques, et que ceux qui en sont atteints éprouvent d'une manière non équivoque l'influence de la lune; par Joseph Daquin, docteur en médecine de l'Univ. de Turin, etc. La première édition (Chambéry, 1791) est dédiée à l'humanité; la seconde (in-8°, 1804) est dédiée à Ph. Pinel.

B.

Parmi les vérités que nous nous sommes proposé de mettre en évidence dans notre thèse, il en est une qui n'a cessé de dominer notre pensée ; nous voulons parler des conséquences dangereuses qui doivent fatalement résulter de la réunion dans les mêmes mains des doubles fonctions de Directeur et de Médecin des Asiles consacrés au traitement de la folie. N'est-il pas manifeste que ce cumul immoral tend à rendre à la fois les directeurs, même les mieux intentionnés, esclaves de la cupidité et instruments, volontaires ou non, d'horribles vengeances ? Qu'on ne vienne pas nous alléguer la haute moralité de quelques médecins directeurs ; la haute moralité, en pareil cas, n'est-elle pas compagne inséparable de la science? et l'individualisme athée qui domine tous les systèmes des spécialistes ne nous donne-t-il pas la mesure exacte de leur valeur morale et scientifique? Les bonnes intentions sont donc ici hors de cause. Écoutons, au reste, les propres paroles du rapporteur de la loi du 3 juin 1838 sur les aliénés :

«Quant aux établissements particuliers, l'action de l'administration ne peut être la même qu'à l'égard des établissements publics. L'industrie privée a des droits qui doivent être respectés ; mais les considérations que nous venons d'exposer prouvent que si l'intervention du gouvernement offre un caractère différent, elle doit néanmoins tendre au même but. Nous pourrions dire qu'elle doit être plus étendue ; car, aux inconvénients graves qui résulteraient d'une administration vicieuse, et qui doivent être évités dans tout établissement, les entreprises particulières peuvent en ajouter qui leur sont spéciaux. De coupables connivences pourraient donner la facilité de disposer de la liberté d'un parent incommode ou ennemi ; une lâche cupidité, une méprisable indifférence pourrait prolonger une captivité qui doit cesser avec la démence, et qui devient un crime dès qu'elle dure plus que sa cause...

«Le placement d'une personne dans un établissement d'aliénés est une atteinte formelle à sa liberté. La faculté de l'ordonner peut devenir la source des plus coupables abus : elle peut servir d'arme à la vengeance, d'instrument à la cupidité. La liberté individuelle est un des droits que la Charte a garantis; le législateur ne peut l'entourer de trop de protections, et des mesures qui la mettraient en question répandraient à juste titre l'inquiétude dans le pays.» (Voy. le rapport de M. Vivien, du 18 mars 1837 (*Monit.* du 21), et Duvergier, *Collection des lois*, t. 38, p. 490 à 520.)

Nous croyons utile de mettre sous les yeux du lecteur un extrait du premier rapport qui a été fait à la cour des comptes, sous la date du 1er juillet 1843, sur la comptabilité des asiles des aliénés, depuis que ces établissements ont été régis par la loi du 30 juin 1838.

. . . .

«Nous ne balançons pas à dire que les garanties qui semblent être données, par ces articles de la loi, au détenu pour cause d'aliénation, sont absolument illusoires, si l'atteinte formelle portée à sa liberté a eu pour objet de servir d'*arme à la vengeance*, d'*instrument à la cupidité*.

«Le droit de pourvoi devant le tribunal n'est-il pas dérisoire, si l'indignation que manifeste un homme détenu sans raison peut être considérée *par la science* comme une folie furieuse, et, en conséquence, soumise aux traitements atroces en usage dans ces sortes d'établissements?

«Nous n'hésitons pas à le dire : s'il est permis de torturer un malheureux malade dans l'espérance chimérique de ranimer chez lui le flambeau de la raison, il faut convenir que la rigueur de ce droit est une injustice révoltante.

«Le docteur, qui aura été insulté par son malade révolté d'*une détention inique et à la figure duquel celui-ci aura craché en signe de mépris*, n'exercera-t-il pas un acte de vengeance envers son prisonnier, par suite duquel la fatale aliénation, si elle existe, peut devenir incurable?

«Si ce malheureux est enchaîné, s'il a les bras, le corps, attachés, sur son lit, comme le patient sur la roue, s'il est au secret le plus rigoureux, les cris d'indignation qu'il poussera ne pourront-ils pas être considérés par la *science* comme des actes de la folie la plus furieuse? Ne pourra-t-il pas être garrotté dans une baignoire d'eau glaciale, et condamné à recevoir sur sa tête des douches d'eau encore plus glaciale? Cette malheureuse tête n'est-elle pas arrêtée par le couvercle de la baignoire, de même que l'est la tête du patient sur l'échafaud inventé par le médecin Guillotin?

«Si cette tête a encore un peu de l'intelligence qui lui a été départie par la Providence, ces douches glaciales ne produiront-elles pas sur elle le même effet que si le malade recevait des douches d'huile bouillante; et tant que la cervelle n'aura pas été attaquée, cette tête volcanisée vomira des imprécations contre le docteur et ses suppôts, qui, loin d'en comprendre le véritable motif, feront payer au corps, par de nouveaux tourments, le scandale des insultes dont ils auront été l'objet! La peine la plus douce infligée alors au martyr *de la science* ne sera-t-elle pas après cela le secret le plus rigoureux? et, dans cet état d'isolement barbare, comment pourra-t-il faire parvenir une requête au tribunal?

«A qui cette requête sera-t-elle remise, en admettant qu'on veuille bien lui donner de l'encre, des plumes et du papier pour la faire? Par qui sera-t-il représenté, s'il ne sait pas écrire?

«Si la requête a pour objet de se plaindre d'une famille puissante, du préfet, ou du directeur de l'établissement, par exemple, comment pourra-t-elle franchir les portes de ces bastilles privilégiées, où il est peut-être enfermé pour le reste de ses jours? Y a-t-il ici égalité entre la défense et l'attaque? Non, mille fois non! puisque les individus accusés d'aliénation, dès qu'ils sont détenus, cessent d'être accusés, et que, par une fatale prévention, ils sont en quelque sorte convaincus et n'inspirent plus que de la pitié; tandis que plus un malfaiteur aura commis de crimes, plus il inspirera d'intérêt!!... Dans cette triste position, où seront les amis qui, à défaut de la famille, ou contrairement à sa volonté, se pourvoiront devant les tribunaux? Ces amis, je le crains bien, ne se trouveront que dans l'imagination des auteurs de la loi, ou dans l'imagination de quelques hommes de bien comme l'abbé de Saint-Pierre.»

Voici ce que nous lisons dans une brochure intitulée:

De la folie, de la raison et de la foi, par M. M***, un des membres fondateurs de la Société de géographie. Paris, 1846; in-8°.

«Dans ce siècle de lumières, où nous avons le bonheur de vivre, nos sages législateurs, éclairés par la *raison*, après de longues et de graves discussions, adoptèrent, sanctionnèrent une loi athée qui pût non-seulement servir d'*instrument à la cupidité*, d'*arme à la vengeance*, mais qui, pour quelques individus *prévenus* et non *atteints* d'aliénation, créa en France des bastilles modernes, où ils peuvent encourir, s'ils se révoltent contre les gouverneurs de ces bastilles, des supplices inconnus aux patients de l'Inquisition! Ne pourrait-il pas advenir aussi qu'à l'aide ou à la faveur d'une législation aussi facultative, aussi élastique que celle qu'établit la loi du 30 juin 1838, il en fût de nos jours, sous prétexte d'aliénation mentale, comme jadis des prétendus sorciers? Quand on voulait alors se défaire d'un homme trop récalcitrant ou par trop avisé, ce qui était bien plus répréhensible encore, on le déclarait *atteint et convaincu de sorcellerie;* aujourd'hui que ce moyen est usé, on l'accuse d'être fou. Y a-t-il plus d'humanité? On tuait physiquement alors le soi-disant sorcier, comme le soupçonné d'hérésie, en le faisant griller sur un bûcher; *on se contente à cette heure de le tuer moralement* [(si l'on peut)] *en le faisant incarcérer dans une prétendue maison de santé*..... Les accusateurs et les juges de ce temps-là étaient des hommes organisés et pétris du même limon que ceux de ces temps-ci; si nous sommes, comme l'on dit, plus clairvoyants, nous avons comme eux la tache originelle: les préjugés seuls sont changés, les passions sont toujours les mêmes, avec cette légère différence qu'autrefois il fallait l'imputation d'un maléfice réputé crime pour mettre un homme hors du droit commun; aujourd'hui il suffit d'un moment d'absence, d'une aberration intellectuelle apparente ou supposée, pour le perdre. Il y a sinon progrès, du moins raffinement de méchanceté.»

TABLE DES MATIÈRES.

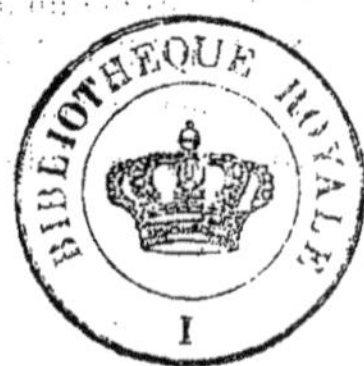

www.ingramcontent.com/pod-product-compliance
Ingram Content Group UK Ltd.
Pitfield, Milton Keynes, MK11 3LW, UK
UKHW020233220726
13923UKWH00002B/633

9 782019 291518